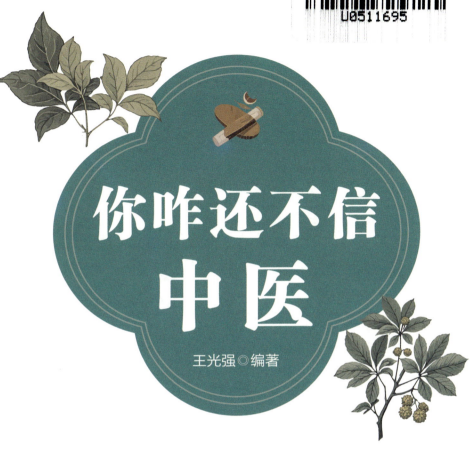

你咋还不信
中 医

王光强◎编著

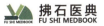

北方联合出版传媒（集团）股份有限公司
辽宁科学技术出版社

拂石医典
FU SHI MEDBOOK

图书在版编目（CIP）数据

你咋还不信中医 / 王光强编著. -- 沈阳：辽宁科学技术出

版社, 2025. 8. -- ISBN 978-7-5591-4302-0

I. R2-49

中国国家版本馆 CIP 数据核字第 20259K6A29 号

出版发行：辽宁科学技术出版社
　　　　　北京佛石医典图书有限公司
地　　　址：北京海淀区车公庄西路华通大厦 B 座 15 层
联系电话：010-88581828/024-23284376
E-mail：fushimedbook@163.com
印 刷 者：东港股份有限公司
经 销 者：各地新华书店

幅面尺寸：145mm×210mm
字　　数：101 千字　　　　　　　印　　张：6
出版时间：2025 年 8 月第 1 版　　印刷时间：2025 年 8 月第 1 次印刷

责任编辑：陈　颖　李俊卿　　　　责任校对：梁晓洁
封面设计：君和传媒　　　　　　　封面制作：王东坡
版式设计：君和传媒　　　　　　　责任印制：丁　艾

如有质量问题，请速与印务部联系　联系电话：010-88581828

定　　价：59.00 元

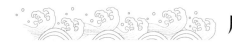# 序　言

　　中医作为中华民族的瑰宝，源远流长，博大精深。然而，在现代科学技术飞速发展的今天，中医却面临着诸多质疑与挑战。许多人对中医的理论和疗效心存疑虑，甚至将其视为"不科学"的代表。在这样的背景下，《你咋还不信中医》这本书的出现，无疑为我们重新认识中医提供了一个全新的视角和契机。

　　这本书的作者王光强，以独特的视角和深入浅出的笔触，尝试用现代科学的理念解读中医的基本理论，如"气""脉""阴阳"等概念，使这些原本晦涩难懂的中医术语变得生动形象、易于理解。作者巧妙地借助声学物理、AI声音指纹识别等技术，对中医的"气""脉"展开深入探究，提出血管中的共振能量就是中医所说的"气"，它推动着血液流动，这一创新观点令人耳目一新。

　　书中还列举了大量生动的案例，无论是生活中的常见现象，还是临床医疗中的实际病例，都被作者信手拈来，用以佐证中医理论的科学性和实用性。比如通过分析音乐与人体的关系，阐述了"五音对五脏"的理论，让我们认识到音乐疗法在治疗疾病方面的潜在价值；又比如，详细讲述刘宝义主任运用古脉法诊断治疗的故事，以及

日本"小柴胡汤事件"的教训，让我们深刻体会到中医辨证论治的重要性。

此外，作者对中医阴阳理论的解读也别具一格。他打破了传统阴阳定义的模糊性，明确指出阴阳就是"内"与"外"的关系，让读者能够更加准确地把握阴阳理论的核心。通过对人体阴阳、天地阴阳的深入剖析，以及阴阳在疾病防治中的应用讲解，使我们明白阴阳平衡对于身体健康的重要意义。

这本书不仅适合对中医感兴趣的普通读者阅读，能帮助他们打开了解中医的大门；对于中医从业者而言，也具有重要的参考价值，能启发他们从新的角度思考中医理论和实践。衷心希望大家都能翻开这本书，走进中医的奇妙世界，感受中医的独特魅力，从中收获健康和智慧。

励建安，教授，主任医师，博导
美国医学科学院国际院士
南京医科大学康复医学院名誉院长
江苏省人民医院康复医学中心荣誉主任
亚洲和大洋洲物理医学与康复医学学会主席
中国康复医学杂志主编
中国残疾人康复协会副理事长

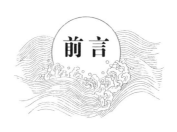

前言

　　中医饱受诟病的硬伤就是无法描述"气、脉"的形态，对于看不见、摸不着的东西，很多人就不会相信。要让别人相信中医，先得把人说服，认可中医的基本理论才行。硬生生地要求别人相信中医，是徒劳的。尤其是一些"科学家"，习惯了自然科学的思维方式，觉得科学一定要经得起重复、一定要客观等，例如方舟子，他是杰出的生物科学家，不认可中医，并不奇怪。本书就是尽量按照"科学"的框架，把中医的基本道理讲清楚，如果能把本书的内容看完了，或许对中医的看法会有所改变。

　　套用一句豫剧《朝阳沟》里的唱词："方先生，您坐下，咱俩说说知心话"。

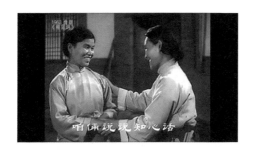

本书的前半部分通过中医关于"五音对五脏"的理论，阐明人体的五脏与声音是有对应关系的，五音可以衍生出十二律，与十二条经络对应着。在这个理论的指导下，我们就可以借助声学物理、AI声音指纹识别等技术，让中医的"气、脉"能够呈现在我们面前，变得不再玄虚，建立起中西医结合的桥梁。

阴阳理论也是中医的基础理论之一。"欲学中医，先辨阴阳"，所以，想学习中医，首先要明白阴阳的道理，先认可这个理才行。其实阴阳的道理无处不在，本书的后半部分，就是通过身边的事例，力争把阴阳的道理讲清楚。

中医是从"道"的层面入手，而西医是从"术"的层面研究，所以西医常常讲"医术""手术""学术"等。"道"是指大道相通的共性，而"术"指某个具体的方面，公孙龙提出的"白马非马论"，就很形象地说明了这个道理。牵一匹马出来，只能是大马、小马、白马，或黑马，代表不了所有的马，只要有了具体的形状，就只能是"术""器"的层面。而"道"是无法具体描述的，即"道可道，非常道"。能说出来的，就不是道了。

因此，想把"道"讲清楚太难了，还是庄子会说话：

"使道而可献，则人莫不献之于其君；使道而可进，则人莫不进之于其亲；使道而可以告人，则人莫不告其

兄弟;使道而可以与人，则人莫不与其子孙。"(见《庄子·天运》)

如果道可以献给君王，能够侍奉父母，能够传给孩子的话，还有谁会藏着掖着呢？早就拿出来了。

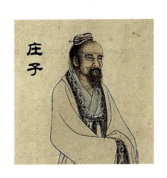

既然中医是"道"的层面，我也不可能讲得透，然而，我们比古人多了声学物理知识、声谱分析等技术，近几年又有了声音指纹识别等人工智能手段，或许能让我们离"道"更近一步。

当下，我们国家对中医药事业发展尤为重视。在政策引领下，国家大力推动中医药振兴发展，鼓励用现代科学解读中医药原理，倡导走中西医结合之路。通过在服务体系建设、人才培养、传承创新等重点领域发力，为中医药事业发展筑牢根基。

中国大地是中医的发源地，中医基础深厚，有着天然的天时、地利、人和。希望我们能响应国家的发展战略，通过本书中的理论引导，用现代科学理论解读中医的"气、脉"的概念及经络的本质。或许有赞同者，也有反对者，皆属正常。希望能结聚一批有志于此的同道，踔厉同心，取得突破，为中西医的结合搭起一座桥梁。

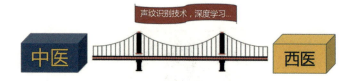

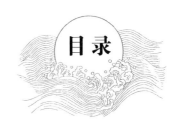

目 录

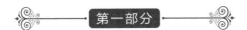

第一部分

中医"气、脉"的本质

你咋还不信中医

2

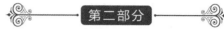

第二部分

中医"阴阳"的本质

第一部分

中医"气、脉"的本质

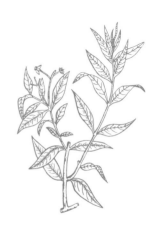

第一章

"气、脉"并不玄虚

导 语

让"气""脉"变得具体形象,不再玄虚,就要找到一个抓手。我们测量血压时听到的"咚、咚"的声音,就是研究"气""脉"的最好的突破口。

我们生活当中经常要与"气"打交道,有"空气""香气",有"天气""勇气",也有"脾气""寒气"等。在学习中医的过程中,"气"概念更是无处不在。有"元气""宗气""营气""卫气",亦有"精气""血气""病气"。针灸更是"得其气"才能有效。

关于"气"的论述比比皆是:"经脉者,行血气,通阴阳,以荣于身者也""血气已和,荣卫已通,五藏已成,神气舍心,魂魄毕具,乃成为人""刺营者出血,刺卫者出气"。

古人对"气"的研究比我们深入多了,先天的精产生的气是"炁（qi）"，后天的气是"氣"。先天的"炁"下面是"火"字底，大致是水升腾化生的意思，是指一种能量流，主要指肾精，消耗完了就没有了。而后天的"氣"带一"米"字，是通过吃粮食化生来的，是后天补充的。现代人活得很粗糙，但是古人却分得很清楚。

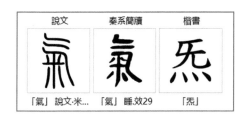

我们听了一个坏消息，开始"生气"，血压升高，不想吃饭；听了一个好消息，则眉开眼笑，心情大好，走路也轻快不少，上楼也有了力气。这个"消息"有形状吗？几斤几两重？虽然看不见，摸不着，但谁能否认这个"消息"的作用呢？中医的"气"也是如此，是"形而上"的学问。非得把这个"消息"通过显微镜看到，这就走入了西医的死胡同。

学习中医就绕不开"气"的概念。但目前关于气的本质却没有定论，探讨"气"的本质的文章很多，却没有一个公认的解释，无法用仪器测到，也就无法量化，这也是中医饱受诟病，被视为"不科学"的原因，给攻击中医的人留下了把柄。

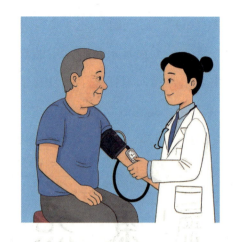

我们在听诊心脏、测量血压时会听到规律的"咚,咚"的声音,除了节律和简单的音调特点,尚没有人对这个声音的频谱特点进行研究。我们现在更多关注的是心电图、脑电图,以及 B 超、X 线等反映的人体的生物信号,却忽视了脉搏跳动的声音。

脉搏跳动是心脏跳动时在血管中回荡的声音,和心脏跳动的心音并不是一回事,我们发现这个声音的背后有一个隐秘的世界,与中医的"气""脉"有着密切的联系,本书就是以这个血管中回荡的声音为突破口,希望能借助现代声学物理、AI 声纹识别等技术,争取让中医的"气"呈现在我们面前的,以一种全新的角度解读中医"气""脉"的本质。

血液为什么会流动?这可不是简单的压力学说就能解释了的,有许多现象经不起推敲,这在后面的章节中会逐一提到。我们的研究发现，血管中的声频振动才是推动血液前进的主要动力，血压只是维持这个振动能量而已。乍一听，可能不好理解，希望通过后面的讲解，诸位能逐渐认同这个理论。

血管中的这个共振能量就是中医所说的"气"。"气行则血行""气滞则血瘀"，这个共振能量才是血液流动的推动者。这是一个不同于以往的全新观点，需要静下心来，仔细体会。

测量血压时听到的这个"咚，咚"的声音，并非单纯是心脏跳动的声音，而是心脏瓣膜声在血管腔中的放大。就像萨克斯的口嘴发出的声音并不大，但经过共振腔产生共鸣，声音就变得异常浑厚。这个声音代表的就是血管中的共振能量，这个发现在以往的研究中，很少受到关注。希望在随后的章节中通过对这个司空见惯的声音进行深入的分析，以此为突破口，让"气""脉"以某种肉眼可见的形式呈现在我们面前，变得不再玄虚。

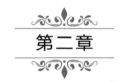

第二章

血液在歌唱

导　语

　　在我们的身体中的每个角落里，一直在回荡着一首"生命交响曲"，这不是一个比喻，而是真实的声音。好的音乐能与人体产生共鸣，所以我们由衷偏爱，原来我们的血液一直在歌唱。

　　听到一首喜欢的歌曲，就能和我们身体产生"共鸣"，我们常说好的音乐可以"沁人心脾""拨动心弦"，这些比喻太贴切了，其实就是指音乐和我们的内脏产生了共振。体内的每个脏器都有自己的固有频率，心、肝、脾、肺、肾是体内最大的实体脏器，更容易产生共振。由于脏器的大小、质地不同，对不同频率的声音产生的反应也不相同。人体就是通过改变血管中的共振频率来指挥脏器的功能的。这是如何实现的呢？

　　所有的管乐器都是通过共振腔原理来发声的，当音乐家通过管乐器口嘴向乐器空腔内吹气时，空气柱被激发振动，产生声音。通过调节指孔的开合或气流的方式可以改变空气柱共振的频率，从而发出不同的音调。

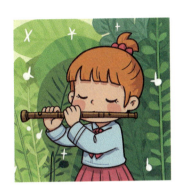

　　整个血管系统也是一个密闭的腔，心脏瓣膜发出的声音相当于口嘴，动脉上分出的支气管动脉、肝动脉、脾动脉、肾动脉就相当于乐器上的指孔，每个开口血流的变化，就会影响到整个管腔的共振频率。分析血管中声音的频谱特点，就可以判断各个器官的功能状态（见下图）。

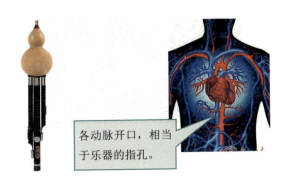

各动脉开口，相当于乐器的指孔。

有一个被大家所忽视的现象，那就是我们为什么要有一个舒张压？收缩压是用来推动血压流动的，这是大家公认的，可为什么要有一个舒张压呢？这不是增加心脏收缩的阻力吗？其实舒张压的作用就是要保持血管的紧张度，让血管"绷紧"，以利于这种共振波的传递。心脏就是这样通过不同的频率，巧妙地调控不同器官的血流。

原来我们的血流一直在歌唱，当唱起高亢的音调时，肝经的血液就会充盈；而低沉的音调就会对应着肾经，这就像对暗号一样，身体通过调整共振频率，轻松拿捏五脏六腑的功能状态。这是一个鲜为人知的血液动力学机制，完全不同于既往的血流动力学理论。

那么，我们如何深入分析这个声音呢？

我们知道太阳光透过三棱镜可以分解成七色光，光谱分析如下图所示。

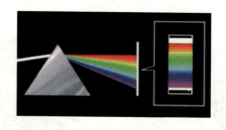

有光谱分析，当然也有音谱分析。一个声音，通过拆解，也会有不同的成分，如下图。

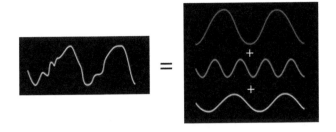

　　血管中的"咚、咚"的声音是一个复合音，通过傅立叶转换，可以分解成多个声音频谱，与五音，甚至十二律一一对应起来，从而推测身体的健康状态。为此，我们曾做过一些工作，后面有章节会做简单介绍。

　　再回头看我们古人的描述：

　　在《黄帝内经》中提到，宫、商、角、徵、羽对应着人体的脾、肺、肝、心、肾五脏，与现代音乐中的 C、D、E、G、A 大调相对应，这是自然界中固有的音调，称之为"乐音"。五脏是人体内最大的实体器官，也是最容易共振的部分，人类就是在这样的声音中进化而来，体内的组织器官也与之适应，所以我们听了标准音调的音乐就觉得很享受，而"唱跑了调"时，就觉得不舒服。这种影响是通过与人体内部脏腑的共振来体现的。

　　现在 C 调的 1（dou）音的频率对应的是 261.6Hz，这也不是随便定的，而是以冬至那一刻，大地发出的声音为准，也就是《千字文》所说的"律吕调阳"。可见标准的宫、商、角、徵、羽是自然界中固有的声音，人在这个自然环境中进化而来，每个细胞、每个器官都是与之相适应的，紧紧相吻合的。用这套音调演奏的音乐，人听了就觉得很舒服。

把 C 调定为 261.6Hz，是 1939 年英国皇家音乐学院发布的。古代不知道有 261.6Hz 这个事，只知道这样好听，古代和现代，中国和外国，之前没有商量过，也没有开过"国际音乐大会"，却不约而同地用着同一套频率，相差无几，这是一件很神奇的事（马王堆出土的编钟的 C 调频率是 256.4Hz，与此很接近）。如果用"为了与体内某个频率相吻合"来解释，就合理了。

就在当下，中国人和欧洲人，白人和黑人，用的是同一个标准的音高，都把 C 调定为 261.6Hz。在这个前提下，不同的民族，不同的地域，还会有自己的音乐风格。蒙古歌曲的豪放，黄土高原的苍凉，南方的吴侬软语，相对应的就是蒙古人的高大，西北高原人的粗糙，南方人的娇小。这足以说明音乐风格与人体的相关性，通过声音来推测身体的健康状况是可以尝试的。

有一次看一部关于莫言的纪录片，莫言走在高密乡村的集市上，背景音乐是家乡的茂腔小调，我和莫言是老乡，听到这熟悉的家乡戏，亲切极了。看来一个人身体的共振频率是幼年时形成的，终生不会消失，乡音难改就是一个例证。有的人五音不全，有的人不喜欢京戏，年轻人喜欢迪斯科，老年人喜欢禅乐；阳气旺的人唱歌不用太用力声音就传出去老远，尤其是小孩子；阳气弱的"小白脸"，喜欢把话筒含在嘴里，这都是由身体状态决定的。

类似下面这些人，唱歌的时候几乎要把话筒含在嘴里，我都担心他们会把牙硌坏了。可为什么会成了"万人迷"？可能是同气相求吧！

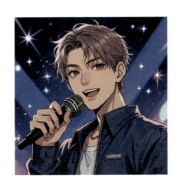

古人有"望气"的本领，"望而知之谓之神"，看一眼就知道得了什么病的人是"神医"，如扁鹊。我们学过的《扁鹊见蔡桓公》中就记录了这样的情节。

既然声音对人体有影响，接触良好声音刺激的孩子的成长过程一般会很顺利。记得有位外国作曲家，5岁之前就是个野孩子，整天在森林里玩，晚上睡在树底下，也没有人管。后来的作品风格就是充满了大自然的气息。可以推测，我们身体的脾、肺、肝、心、肾等五脏六腑，本来就是与自然界的风声、流水声、鸟鸣声相对应的，而 C=261.6Hz 的这套标准，就是自然界中的声音，全世界的人听着都顺耳。怪不得"乐音"的定义之一是：自然界中固有的声音；而相对应的"噪音"，往往是人为制造的声音。

由此推测，多带小孩子亲近大自然，接受自然界中五音十二律的熏陶，让孩子的十二条经络均衡发育，就会利于孩子的身心健康，不至于某条经络发育不良，即老百姓说的"少了一根筋"，我很怀疑这也是自闭症的重要发病原因。然而这样的孩子在另一些方面又很突出，即"上帝关上一扇门，同时又会打开一扇窗"。

但是我们为什么要让上帝关上某一扇门呢？所以，到了周末，带孩子去野外还是去特长班，需要好好权衡一下了。

这个设想最早是我们在研究气道内声音的共振时发现，振动的气流会明显减轻气道阻力，促进远端肺泡的复张，促进氧气的交换，从而联想到血流中的声音振动也可能会对血流动力学有影响。

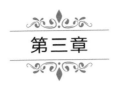

第三章

神秘的共振

导 语

　　血管中声音频谱与五脏六腑的血供是相对应的，可以反映出身体的健康状态。脉诊高手其实是用手指在"偷听"血管的声音，即"五藏在合唱，手指来偷听"。

　　世间万物都有共振属性，有自己的固有频率。一座桥、一根木棍、一个秋千，都有自己的频率。如果一辆汽车跑起来和自己的频率产生共振，汽车就会散了架；一个玻璃杯也有共振频率，就有人通过吹口哨产生共振，把一只玻璃杯震碎了。次声波杀人武器也是利用了这个原理。

　　人体也有自己的共振频率，心率的快慢只是外在体现之一，虽然有个体差异，但一般来讲，体型大的成年人的心率慢，体型小的小孩子的心率快。动物界也是如此，小鼠的心率可以达到每分钟 500 ～ 700 次，大象的心率只有每分钟 20 次，而鲸鱼的心率竟然只有每分钟 6 次。

所以越大的个体，心率越慢，就是由其固有频率决定的。这和秋千一样，秋千绳子越长，频率越慢。

有人喜欢在空旷的房子里歌唱，就是能够和房间的频率产生共振，让声音得到加强。但当一个人的卧室的固有频率与自己不匹配时，就容易导致人精神不振，做事情老是不顺利，似乎就成了"凶宅"。敏感的人，会感知到这种频率不对，改变一下里面家具的摆放，或者重新开一个门，也就是改变了卧室的固有频率，使之与人体和谐共振，相当于调音师把钢琴的音重新校准。风水大师的灵验很可能就是这个原理。

现在住房条件好了，好多人家里的卧室很大，也很空旷，甚至床的四周都不靠墙，这并不见得是好事。你到故宫看一下，皇帝的卧室其实很小，这样的空间能把一个人的气场拢住，不至于散掉。小孩子喜欢在蚊帐里、帐篷里玩耍，这样似乎让孩子觉得很安全，也或许是从子宫里带出来的感觉还没有消失。所以，卧室太大，一般人的气场难以驾驭，就可能会导致心神不宁、失眠多梦。

一个人大致有自己的固有频率，再深入到体内的每个脏器，也有自己的固有频率。心、肝、脾、肺、肾的大小和质地不同，对不同频率的声音产生的反应也不相同。既然"气行则血行"，那么人体是如何通过声音来指挥这些脏器的功能的呢？

血液之所以流动，目前公认的观点是由于心脏收缩产生的压力推动的，同时产生了血压。但心脏的功率只有 1.7W 左右，如果靠体外循环机代替心脏来维持全身血液的流动，则需要至少 30W 的功率，还不能长期用。人体的血管总长度可达数百万公里，大多数细如发丝，有的受肌肉、组织的挤压，如果单靠压力保证血管的充盈，不好解释。那么心脏是如何利用最小的功率来推动血液流动的呢？

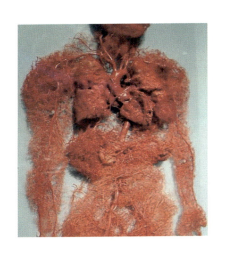

　　这幅图显示的是人体的血管，是我几年前在上海中山医院附近的上海第一医科大学的人体博物馆里拍的。随便放大某个局部，都是很复杂的，要保证每个角落都得到血液供应，简直是一项超级工程。

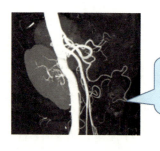

这些细小血管的末端，单纯靠压力很难保证其充盈。

上图显示的是一幅真实的腹部血管造影的图像，可以看到血管弯弯曲曲，能走很远，最后变得非常细。如果是通过压力把这么黏稠的血液挤压到毛细血管，简直是一件匪夷所思的事情。然而，人体却轻松就解决了这个问题，那就是在血管中复合一个共振频率，不同的频率，对应不同的器官和部位，想让哪个器官的血供增多，就加大哪个器官对应的频率的强度。

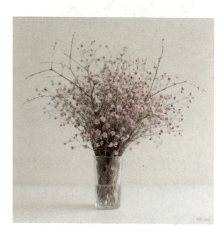

这是一束枝条，每一根都有自己的频率，用不同的频率摇晃，会有相应长短的树枝跟着呼应。人体很可能

就是利用这个原理分配身体的能量的。想加强哪个器官的功能，就增大相对应的频率的强度即可。

反之，某个器官的功能减弱了，其对应的频率的能量也会减弱，通过脉诊判断某个频率的强弱，就会得出某个脏腑的虚实，这应该就是脉诊的本质。

交响乐团的音乐指挥能听出某个小提琴的音不准，真正的中医大家，当然有可能通过脉诊知道患者体内某个频率的变化，从而判断对应脏器的功能状态。这就相当于隔着门听到某个熟悉的声音，就知道谁来了，真要让他们讲出声音的特点来，就说不清楚了，即"指下了了，心中难明"。所谓的脉诊高手，实质上就是用手指在"偷听"血管的声音。

即：五藏在合唱，手指来偷听。

五藏在合唱，手指來偷聽

我们很难成为脉诊高手，毕竟在历史上这样的"大神"也没有几个人。但我们知道了这个原理，就可以利用现代声学技术，得出相同的结果。

现在也有人把中医称为"振荡医学"，这显得有些宏观，但至少认识到人体存在共振这个秘密。其实这个振动是极细微的变化，需要极其安静的人才能体会到，所以很多脉诊高手是盲人，例如当今的金伟老师、紫成阁主，在他们的手下，单单通过脉诊，你的身体状况就会显露无遗。古代中医为了给王公贵族看病，除了沐浴更衣，还要提前斋戒三日，不能吃肉和辛辣刺激的食物，为的是让心安静下来。

当前研究脉诊仪的人很多，但很少有人从共振的角度来考虑。如果我们借助当前的声音提取与分析技术，尤其是人工智能的声音指纹识别技术，把声频振动特点与疾病状态对应起来，就可以生产出靠谱的脉诊设备。

即使是我们的笑声，也在提示我们体内存在着某种共振现象。

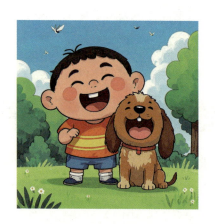

不管我们说英语还是汉语，不管是黑人还是白人，当我们高兴的时候，笑声都是一样的，"呵呵呵……""哈哈哈……"或"咯咯咯……"，都是通过间断释放气体来实现的。

人类在千万年的进化中，为何只有这样的笑声才代表我们的愉悦，被保留下来？

我认为这种笑声是利用了我们身体的共振来体验愉悦的。任何物体都有其固有频率，我们的身体也有自己的频率，大脑的共振频率是 8 ～ 12Hz，胸腔是 4 ～ 6Hz，肝是 8 ～ 10Hz，但是肺的固有频率并不固定，因为肺气肿和肺纤维化的肺的共振频率也不一样。

处在共振状态时，是最为和谐的，英语中的"fit"是既有"吻合"的意思，也有"健康"的意思，当吻合的时候，最为健康。人在大笑的时候，应该是周身最为和谐的时候。

既然笑声是一种振动，并可使人愉悦，更加说明了人体本身存在某种共振能量。

第四章

"气、脉"的本质

导 语

只有血管中的血液复合了一个共振频率，血液才会向前流动。这个共振频率就是"气"。"气行则血行"，是这个共振能量推动着血液流动，形成了"脉"。血压的主要作用是让血管"绷紧"，维持这个共振能量。

如果人们能认识到血液中的共振是推动血液流动的主要动力，那么对一些中医理论的认识就会变得豁然开朗，不再玄虚。

中医认为"气行则血行"，血中有了"气"，才能"气脉通畅"，而"气血不畅"，不仅是指血流慢，更主要是指血流中的共振能量减弱。如果血管中只有压力，没有复合一个振动能量，很难想象血液会流遍每个角落的毛细血管。

血管中的这个共振能量，不仅要推动血液前进，更重要的是，通过不同频率的变化，来调节不同器官的血流灌注量。

"血为气之母，气为血之帅"，意思是"气"是指挥血液分布的统帅，血液只是储存气的场所，那么这个"气"是如何指挥"血"运行的呢？

肝、心、脾、肺、肾是人体中最大的脏器，是实质性脏器，体积相对固定，各有自己的固有频率，当血管中某个频率增强时，对应的某个脏器的血流就会增多。听起来有点玄虚，但可以在我们的生活中找出一些实例加以佐证。

例如：生气、愤怒时，肝的频率会加强，机体会增加肝的血流，升高血压，所谓"气得肝疼"，为"冲锋、报仇"做准备，这样必然会减少其他器官的血供，所以生气后会有心绞痛发作、胃病加重。饮酒会鼓舞肝气，人容易冲动，失去理智。

在古代打仗，有"催命鼓，救命锣"之说法，肝是体内最大的实体器官，共振频率也最低（相当于低音 E 大调），所以击鼓的低沉声音对应的是肝气，是进攻的号令；而高调的鸣锣音，属金，金克木，则泻肝气，是收兵的信号，体现了音调对器官的影响。

假如用一个漏斗，把"宫、商、角、徵、羽"各种共振频率装进去，从膻中穴处，注入主动脉中，这样，胸主动脉、腹主动脉处外挂的各个器官就会"各取所需"，分配自己的供血量，而且这些器官与主动脉相连的血管，都是垂直于主动脉的。

再解释一遍这种垂直角度分布的血管，有利于器官提取各自的能量，而不会提取到与自己无关的频率。如果肝、脾、肺、肾与主动脉的连接是斜角的，就会被动接受各种频率的振动。

我做了一个模拟图，就相当于在主动脉弓这个位置，通过一个漏斗，装入了宫、商、角、徵、羽这些声音频率，流经各个脏器的时候，就会各取所需。当然，这个漏斗中应该至少装有十二种频率，不仅仅是这五种。如下图所示：

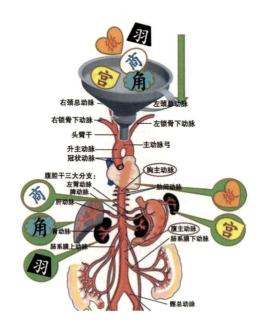

如果想加强某个器官的血供，例如生气时，那就加大"角"音对应频率的能量，血就会充盈肝脏。如果我们脉诊时，摸到肝对应的频率强了，那就是"肝气盛"了。

"气滞则血瘀"，当身体的共振频率减弱的时候，血液流动的阻力加大，血液不畅，人就没有精神，拖不动腿。歌唱则能增强人体的共振能量，能消解人们心中的郁闷情绪，根据"五音对五脏"的理论，那么通过声音来调整五脏的功能，就能治疗其对应的疾病。有人早就注意到了这个现象，有本书《声音也能治病》就专门探讨了这个问题，现在"音乐疗法"已成为一种治疗手段，用于治疗抑郁症、失眠症患者。

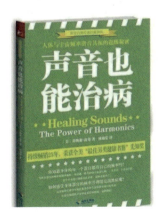

再次强调一下自闭症：现在自闭症的孩子越来越多了，很可能是孩子在发育的过程中，缺少了良好的、自然的共振频率的影响，或受到了机器噪音、辐射等不良

气场的影响，孩子的经络发育发生的偏倚，某些频率的经络增强，有些就明显减弱了。

以前的孩子在自然界的风声、流水声长大，没有噪音、光的污染，极少听说有得自闭症的。特别是大山里的孩子，受地气的影响，心胸豁达，性格开朗，怎么会得自闭症呢？

24

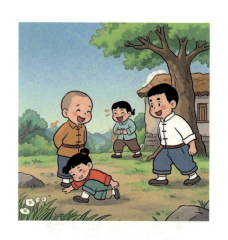

而生活在城市水泥森林中的孩子，不是在玩电脑游戏，就是面对无尽的作业，偶尔放松一下看看电视，也往往是勾心斗角的宫廷剧，这怎么能培养出完整的性格呢？自闭症越来越多也就不奇怪了。据说海豚可以治疗自闭症，海豚和我们一样，是恒温的哺乳动物，却能生活在寒冷的海水中，因为它们身上裹着厚厚的脂肪，常年处于闭藏的状态，我认为海豚是自然界中阳气最旺的动物之一，它发出的声音一定有某种神秘的力量，能唤醒孩子沉睡的那根经络，露出了难得的笑容。

如果我们通过设备，检测到孩子的体内某个频率的能量减弱了，针对性地予以补充，是不是可以治疗自闭症呢？

现在再讲一讲脉诊的位置为什么要选在手腕处。

古人的脉诊都是选择在双手的手腕处，我们的研究方法中，也是在这个位置提取声音信息。那么我们为什么会选择在"寸、关、尺"的位置脉诊呢？

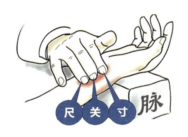

这就是中医所说的"诊病求末，治病求本"了。当诊断病的时候，最好是从远端来判断，治病的时候，当然要从根本上入手了。这如同判断一支箭的速度，刚射出的时候，很难判断，当快要落地的时候，就很容易判断了。故"强弩之末，势不能穿鲁缟"也。

当血液流到手腕的时候，其中的共振能量就不那么集中，有些分散，也就好判断了。如果是从腋窝处摸上肢的动脉搏动，既不方便，也不容易判断。假如对应肾经的"羽"音的能量减弱了，如果让中医大咖一摸脉，就知道这个人"肾虚"了；如果是"角"音增强，则考虑肝火太旺。知道了这个秘密，通过当下的仪器设备来实现这个功能，应该是可行的。这也是本书想要讲述的观点。

原来"气、脉"的本质就是血液中的共振频率，以及这个共振能量推动产生的血流运动。

第五章

膻中穴的秘密

导 语 ···

　　膻中穴是人体最大的募穴，意思是全身能量的发源地，位于两乳头正中位置，从解剖学上来讲，正对应着主动脉弓的折返处。这个神秘的折返点隐藏着哪些秘密呢？

　　前面反复说明人体本身就是一个超级和谐的共振体。我们的血管中始终回荡着一个"咚，咚"的声音，我们测量的血压，就是靠这个声音来判断的。

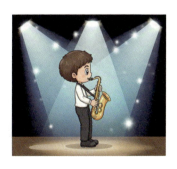

　　对这个声音传统的解释是心脏跳动产生的声音，其实光有心脏跳动很难产生这个声音。就如同萨克斯，光

有口嘴，没有共振腔，是形不成浑厚的萨克斯声音的。

心脏的声音相当于在口嘴处吹气，在血管中产生共振，于是，一个完美的"咚，咚"的声音就产生了，这个声音最强的地方就是从主动脉弓处发出的。也就是大名鼎鼎的"膻中穴"的位置，这是人体最大的募穴，是能量的发源地。

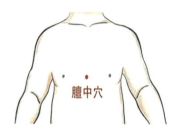

心脏射出的血液，在主动脉弓这里来一个 180 度的折返，虽然增加了阻力，但经过这个回荡，血流中就荷载了一股共振能量。

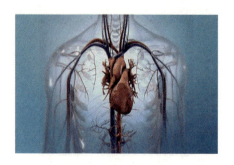

当我们心烦的时候，拍打一下胸前，就会感觉舒服些。"捶胸"这个动作可增加这种振动的能量。 大猩猩

有个招牌的动作就是捶胸顿足，击打胸口，这是动物本能的反应，其中却蕴含着中医的智慧。大猩猩击打的穴位正是膻中穴，主气喘、心悸、心烦等。

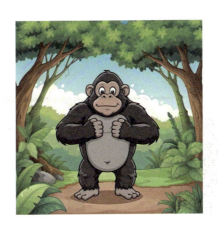

刚才讲到血管中的"咚、咚"音是心脏瓣膜发出的，这是常识性的解释，但经不起推敲。因为心脏的"咚、咚"音是和心脏收缩同步的，也就是第一心音是同步的，我们测量血压的时候听得很清楚，而主动脉瓣关闭的声音属于第二心音，是在心脏舒张期完成的。大血管连着主动脉，我们测血压时听到的应该是主动脉瓣关闭的第二心音才对呀！但实际上，我们听到的明明是和主动脉瓣开放时的第一心音同步，这是怎么回事呢？

其实真相是这样的：正常人主动脉中的血压在 80 ～ 120mmHg 之间波动，而左心室中的压力在 0 ～ 120mmHg 之间波动。也就是说，主动脉瓣相当于一面绷紧的鼓，鼓面的压力在 80 ～ 120mmHg 之间变化，而心室的压力在 0 ～ 120mmHg 间波动，这就相当于鼓槌，每一次心脏跳动，左心室向外射血的时候，就相当于用鼓槌在敲击主动脉瓣，发出"咚、咚"的声音，于是这个声音就和第一心音同步了，主动脉瓣关闭的声音就成了第二心音（见下图）。

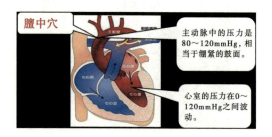

如下图所示，鼓槌就相当于心脏射出的血，压力在 0 ～ 120mmHg 之间波动，不断敲击主动脉瓣，发出"咚、咚"的声音，是和第一心音同步的。可以想象，这面鼓的内部一定回响着巨大的声音。同理，我们的血管内部，也一样回响着一首激昂动听的交响乐。

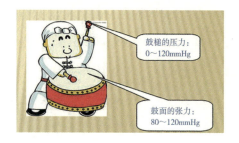

如果把人体比作一把管乐器，心脏只是发声部位，

而共振最强的却是主"膻中穴"的位置，这个共振波如同水的波纹，向四周一圈圈散开，不过不是圆形的，而是"人"形的。

如果把水的波纹拉伸成"人"的形状，就是下面的过程：

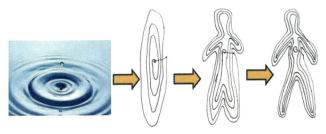

借水的波纹说明　　如果把一个人揉成　　这种波形沿着血
　　　　　　　　　一团，就是这种向　　管走行，就形成
　　　　　　　　　外扩散的波形　　　了体表的经络

如果人长得和章鱼一样，大脑和心脏在一起，再把四肢的血管收回来，那么膻中穴发出的能量波就如同水波一样，一圈一圈地向周围荡漾。现在膻中穴发出的这个振动能量是沿着中间大血管这个"主干道"向四周荡漾的，于是就形成了"人"形的波纹（如右图）。

在这幅曲折的类似"等高线"的波形图上，每一圈上的频率是相同的，这就是经络的本质，相当于"等高线"的"等频线"。

所以，经络的走行，是人在活着的时候，由共振频率相同的点组成的线，是身体和谐振动的一种状态，人一死，也就烟消云散了。通过解剖尸体来寻找经络，本身就是个笑话。

几十年来，关于经络是否存在的研究一直是热点，但基本局限在寻找物质基础的层面上。上海复旦大学费伦教授等通过解剖，发现经络附近有多糖/水黏胶层网络，并且钙离子等浓度存在差异。而吴以岭院士领衔的团队认为经络是以神经为基础的"三维立体网络系统"，络脉是从经脉支横别出，逐层细分，纵横交错，广泛分布于脏腑组织间的网络系统。我认为这些结论值得商榷，至少没有让我信服。

古人也没闲着，早就做过这方面的探索。东汉末年华佗时期，曾记载血管中有"霍，霍"音，但当人死亡后，这个声音就消失了，脉的各种表现也随之消失。可以推测，当时的医家也做过解剖，发现所谓的穴位、经络，在人死亡后就消失了，根本找不到解剖上的任何痕迹，于是就放弃了研究解剖的路子。

所以，中医是研究活体的医学，而西医擅长在尸体解剖上做文章。中医是研究看不见的"道"，西医是研究有形的"术"。其实古人从来没有怀疑过经络存在与否的问题，倒是现代人，经过西医的洗脑，用解剖的方法没有找到经络后，就开始质疑起中医来了。

再来说说推广中医的阻力。

这几年国家对中医空前地重视，尤其是新冠疫情期间，我国先后出台了十版《新冠病毒肺炎诊疗指南》。在每一版的《诊疗指南》里，都有大篇幅的中医药方案。但中医的发展不能靠外力帮扶，不能靠"哭声大，有奶吃"，要有真内涵才行。

新冠疫情期间，我曾作为专家组成员，在定点医院工作。某日来了一位拿着"尚方宝剑"的中医钦差大臣，要求所有的孩子都要服中药，像流水线一样，不管有没有症状，把"脉症并治"完全抛之脑后。

还有，听说现在中医院校的教授们都在折腾老鼠，研究分子通路，因为不这样搞，就拿不到课题，得不到基金，也评不上职称，更当不上"钦差大臣"。

我们不怕外行反对中医，何祚麻院士、方舟子是信奉证据的"科学家"，不认可中医很正常，要是内部人反水了，危害可就太大了。这也是我做本书的初衷，为普及中医知识尽一己之力。

听说上海成立了反中医联盟，还召开了第一届反中医大会，这很像民国时期的《废止中医案》事件。我希望他们看完我的这个系列，再反对也不迟。有人说颜真卿的字太简单，不好看，你先写得像颜真卿的字了再说话；你说中医不科学，你先把阴阳道理、五行理论弄明白怎么回事才能有发言权。"有些简单是很难的"。

中医看病靠静心，中医研究靠潜心。在这个浮躁的社会里，真得坐下来好好静静心。古人没有微信，不需要关心中东乱局，明星八卦，也没有绩效考核，自然就容易潜心研究。

34

第六章

古人对脉的认识

导 语

　　古人并没觉得经络多么神秘，他们认为，经络生来就存在，是身体的一部分。通过研究古人对"脉"字的写法，可以揣摩古人的想法，他们早就感知到人体周围有一圈圈的波纹，这其实就是经络。

　　通过研究古文中"脉"（繁体是"脈"）字的演变，可以更加深刻地体会古人对"脉"的认识：

　　"脉"，籀文（血）（即"派"，水系），比喻血流系统。篆文调整左右顺序。篆文异体字用"月"（肉，代身体）代替"血"，强调"脉"是身体的供血系统。造字本义：名词，系统分布于全身、提供血液循环的血管（见《象形字典》）。

　　从"脉"的演变过程看出，左边最早是"血"，后来用"月"来代替，是指"肉"，重点看右边的结构，显示的是贴着血管分布的一道道的共振波纹，代表着沿着身体分布的经络。"脉"字无比精确地诠释了血和气的结合，让我们不得不佩服古人极敏锐的观察力。上古时期一定不乏大神级的人物，他们能看到我们身上一圈圈散开的波纹。

"脉"的繁体就是"脈"，与"派"同源，即"派出去"，动脉不就是派出去的一股能量吗？而"反脈为泳"，游泳的"泳"是往回来的意思，相当于静脉。现代人把"脈"的右边改成"脉"，实则大错特错，差点把"派"出去的动脉，变成往回流的静脉。所以，"静脉"可以这样写，真正的"动脉"应该写成"动脈"才符合古人造字的意图。

通过研究"脉"字，可加深一下我们的印象。这一圈圈的波纹正是经络的循行路线，其发源地正是膻中穴。这一圈圈的波纹就相当于地理上有"等高线"。

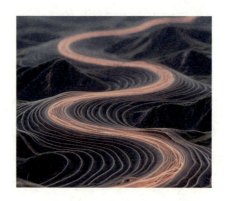

"天人合一"，自然界中有"等高线"，人体内也有类

似的机关。血管中的共振波由胸部的膻中穴发出，如同涟漪一样，以大血管为中心，向四周散开，每一圈上的各个点频率是相同的，代表着一条经络，也就是说，经络是由共振频率相同的点组成，经络就是"等频线"。

每条经络如同琴弦一样，有着共同的频率。拨动一个点，这条经络上的其余点就会产生共鸣，所以当我们按压足三里的时候，就会缓解胃的痉挛，因为足三里和胃在一条经络上。这种解释希望能解开"经络"的奥秘。

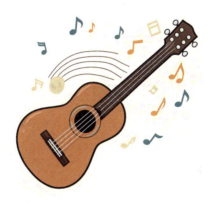

太溪穴，是肾经的源穴，女性这个位置如果比较饱满，代表着肾气充足，其实也预示着子宫壁厚实，一般来讲表示能生娃。如果太溪穴比较单薄，表现肾气不足，子宫壁也会很薄，不容易受孕。即"有诸内必形诸外"，"观其外，知其内"，这就是学习中医的好处。

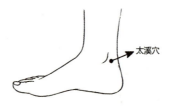

太溪穴

自然界的乐音中，主要的是五个音，对应着五脏，西方音乐是七个音，再加上半音，一个 8 度音可分为 12 个音阶，很可能对应人体的十二条经络。动物可能没有这么多，所以只有人成为了万物之灵。十二条经络首尾相接，在一天当中，轮番主持工作，即"子午流注"，构成一个超级和谐的共振体。

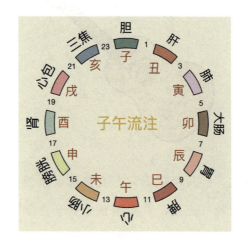

据说狗有九条经络，在狗的世界里，如果开一场音乐会的话，使用的乐器只要有九个音阶就足够了。

有一篇研究生论文，通过在下肢末端的穴位上施加一个低频的共振，在相应走行的经络上测到了这个频率的信号，其他部位则没有。文章中测得的胃经的频率是 32 Hz，脾经是 27 Hz，肝经是 25 Hz，膀胱经是 28.7 Hz，肾经是 21Hz，这个频段虽不在声频的范围内，并且也不符合"三分损益法"的推演，但已说明了经络是有频率的，而且整条经络的频率是相同的。但结论认为经络是低频信号的良导体，与筋膜关系密切，这个结论不敢苟同。也说明很少有人认识到经络的共振属性（文献参考见《足三阴 _ 足三阳经五输穴的特征性振动频率研究 _ 郭小溪》）。

多年来，许多的研究人员在试图找到"经络"的解剖基础，有的认为与神经有关，有的认为经络有导电性，有的认为经络周边的钙离子富集，就连上面这篇文章，最后的结论竟然是"经络的走行可能与筋膜有关"，似乎与答案擦肩而过，好像大家都在盲人摸象，都没有提供令人信服的证据。有人甚至在尸体解剖上找证据，殊不知，这种共振波，只有活体才有。寻找经络的物质基础是走不通的，是条死胡同。古人要是会玩穿越，是不是会笑话当代人的智商？

再看一下这个图，古人明明把"脉"的形状画得很直白了，就是有人不明白，还在跟解剖较劲。

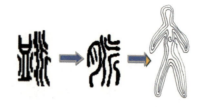

现代人也并非全面退化，也有人已经认识到了不同音调的音乐，对应不同的脏器。这两天刷手机时就看到了这样的音乐，不同的音调，入不同的经络，如羽音入肾，木音入肝，徵音调心等，见下图，感兴趣的可以自己搜来听听，体会一下。

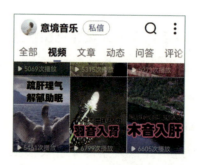

几年前，我和一位音乐人士吃饭，谈到音乐对脏器的影响，他讲了一件事，每次他弹奏 C 调的音乐的时候，他家的保姆就很喜欢听，一个劲地说"真好听"，但保姆不喜欢其他调的音乐。他还顺便说了一句，保姆平时的脾胃不好。我解释说："宫音入脾，所以她只喜欢 C 调"。这位音乐人士之前他并不知道原因，听了我的解释，才恍然大悟。其他还有"木音入肝""羽音入肾""金属（商）

音入肺"等。

还有人研究声音与植物生长的关系，例如，中国农业大学侯天侦教授研究了专用的设备"植物声频发生器"，据百度上的报道，能增产30%，减少化肥用量25%，还能抗病虫害等，真是好处多多。如果想详细了解，可上百度看看。

我听说这个设备在青岛崂山的茶场有投放试用的，我费了不少周折，还专门找到这个茶场，体验了一下这个设备。这台设备能发出十一种不同音色的声音，都是很强的振动音。只要一打开，他家的狗就躲得远远的。老板对这个好东西并不感兴趣，平时很少应用。

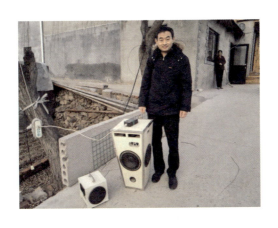

既然声音对植物都能产生明显的作用，根据"天人合一"，一定会对人体也有作用，就看我们怎么利用了。

第七章

针灸的秘密

导 语

同一个病人，扎同一个穴位，有的医生扎针后就有效，有的人就没有效，这是为什么呢？其实针灸是"拨动经络"的一种方式，人身体上的十二条经络相当于十二根琴弦。针灸就相当于"调弦"的过程，必须和病人"同频共振"才有效。知道了经络的这个原理，就掌握了针灸的秘密。

有一次，参观某中医科的时候，有位老中医师非常麻利地为病人扎针，眨眼间，病人的头颈、背部就多出了十几根亮闪闪的银针。

或许是想在我面前"露一手"，抑或是怕我把"本事"学了去，在我还没有反应过来时，就完成了这一套高超的技艺。

我不禁像当年《庖丁解牛》中文惠君赞叹庖丁一样，

"技盖至此乎？"

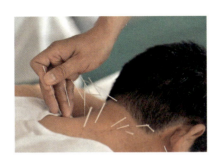

但转念一想，又觉得不对劲。

中医治病，最终要归结到心神上。在扎针之前，要与病人充分沟通，让病人放松心情，对医生产生充分的信任感，什么时候放松下来，什么时候开始扎针。扎针的时候，要观察病人和呼吸动作，吸的时候捻针，是泻；呼的时候捻针，是补气。这时一定要引导病人的心思关注扎的部位，而不是三心二意。

这时，医生与患者的心神是互应的，同频共振，引导病人跟着医生的意念走。这种专注的意念会产生不可思议的治疗作用，病患处会随之土崩瓦解，此时的银针只不过是道具罢了。

这和演奏音乐打动人心是一样的，你在弹一首古琴曲的时候，与病人产生共鸣了，听得病人热泪盈眶，这时候，你想达到什么样的治疗效果，全由你说了算。

所以，中医治疗疾病的根本就是调神。当病人的心神被中医师调动起来，安静下来，专注于病患部位，不再躁动的时候，这时即使开上几味简单的中药，也会收到神奇的效果。

这其中的原理其实就是医生与病人之间产生了共鸣，高明的中医师会通过自己的身体，感应到病人身上某个部位有郁结了。当病人的注意力跟着你走的时候，疗效就有了。如果病人老是三心二意，心不在焉的，还是停下来吧，别瞎忙活了。

病人身体上的十二条经络相当于十二根琴弦，针灸的过程相当于调弦，这时的中医师相当于钢琴"调音师"，当全身的经络和谐了，病痛也就消散了。

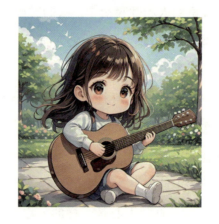

既然每条经络是一根琴弦，当针灸一个穴位的时候，整个这条经络上的穴位都会跟着振动起来，这就是针刺足三里，会缓解胃痉挛的原理。但前提是，当针刺足三

里的时候，病人一定要专注于下针的部位才能起作用。如果病人在聊天、看手机，也是白忙活。

所以，中医就是在精神层面来治疗疾病，"信则灵，不信则不灵"。只有相信，才会专注，相比西医是更高级的境界。有的很敏感的中医师，当病人肝区有郁结的时候，他自己的肝区也会有不舒服，此时，医患之间已经处在同频共振状态，医生就可以调动自己的共振能量，为患者治疗了。当然，这种治疗效果只能当作传说来听听，现在很难有人具有这样的本领了。

我的中医老师陶凯教授本身就有一种气定神闲的气场，再紧张的病人，看到陶老师和蔼的目光，听到温馨的话语，也会放松下来。同样的药方，陶老师开出来，就有效，换了别人，就未必有效。

按摩也是这样，按摩师要随时观察对方的反应，试探找寻对方的节奏，引导对方把心思集中到自己的身体上，体会按摩的效果，双方同频共振，如同打乒乓球，找对了节奏，这样双方都不累。按摩师的感觉就像打了一通太极拳，在治疗别人的同时，自己也上下通畅。

这也如同荡秋千，顺着秋千的节奏推，"四两拨千斤"，轻松地就能打通经络，疏通循环，如果是用蛮力，按照自己的节奏来，双方都很累，甚至受伤，这和"强暴"没有区别。

所以找对节奏，引导病人跟着你的频率走，产生同频共振，是针灸按摩的要领，也是中医治病的真谛。

当看到有的人在接受针灸、按摩的时候，心思放在手机上，或心不在焉地吃东西，我就想说：还是起来吧，别浪费时间了。

第八章

气场的秘密

导　语

不可否认，不同的人，有不同的气场，从而衍生出许多灵异的事件来。至于"气场"是咋回事，很少有人能讲清楚。其实，气场也是由人体的共振决定的。

只要人活着，就是一个共振复合体 。这个共振能量也是一个人"气场"的来源。不同的人有不同的气场，共振频率相近的人就会"相见如故""一见钟情"（不一定是频率相同，更可能是谐波）。据说，正常人的气场半径范围是 0.81 米，阳气旺的人气场足，能影响数米远。有的人一出场，会给周围的人带来轻松祥和的气氛，说明他的身体共振频率非常和谐，而有的人会给周围的人带来紧张与不安。敏感的人会感受到这种气场。我猜想，气场足的人，可能血压会偏高，这样才能将能量传得更远。

气场相同的人聚在一起，能量会叠加。所以人们需要到教堂中做祈祷，在图书馆里看书效率高，就是因为有学习的氛围，能得到某种能量的夹持。聪明的家长会在家中制造这种气场，让孩子不知不觉中安静下来学习。有的家长，强压住心里的怒火，来安慰孩子，是没有用处的，你的怒气，孩子本能地就感知到了。

美国有位学者也研究气场，写过一本书，列举了好多生活中关于气场的现象。但没有提到身体的共振频率是气场产生的源头这个原理。

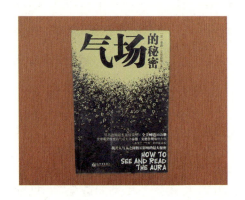

一些伟人、活佛，气场很足，能影响数百米远，他们真的会带有光芒。他们在讲经的时候，背景一般会是深色的，这样，有灵性的信徒就会看到活佛身上有一圈光晕。因为活佛通过修行，本身具有良好而充足的共振能量，当活佛给一个物件"开光"的时候，其实就是把自己的共振频率传递到这个物件上，给持有者带来好运，如同磁铁把另一个物体磁化一样。所以开光后，一般会要求用布包好，拿回家后再打开，这样屋子里就充满了活佛的共振频率（或许原理是如此）。

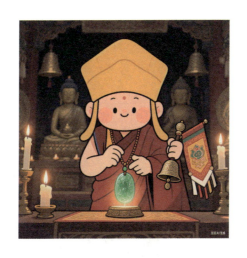

常常听说移植了心脏的患者术后会性情大变，因为这相当于把萨克斯的口嘴换成了唢呐的口嘴，整个血管的共振状态就改变了。有位老大爷移植了一个年轻人的心脏后，就开始喜欢红色，人也变得活泼起来。由此可以推断，人的精神状态、喜好、是否抑郁，很可能就是由于血管内的共振频率决定的。心情不好的时候，唱唱歌，听听音乐就会好起来，也能说明这个道理。

2023 年 10 月 30 日，在美国，第二例移植猪心脏的患者死亡了，报道中说是死于细菌或病毒感染，但他们忽视了一个问题，就是猪的心脏发出的共振频率未必能与这个人匹配。这回是真的把唢呐的口嘴安在萨克斯上了，如果真的匹配了，这个人说话是不是会发出猪的叫声呢？我很好奇这个问题。

如果挑选一个猪心脏，测一下其发出的声音频率，尽量与患者的频率接近，这样移植的猪心是不是就更容易存活呢？

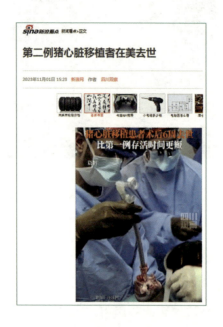

还有一 40 岁男性，查体的时候，发现心率慢，每分钟只有 40 多次，于是医生建议他放一个起搏器，把心脏的频率提到至少 60 次，因为这是"正常值"。自从放了起搏器后，这个人就变得精神不振，优柔寡断，工作效率也下降了。他之前本来是公司里主管业务的副总，性格开朗，工作热情高，办事果断，植入起搏器后，他

不得不休假在家。这很可能是因为随着心脏频率的改变，整个身体的共振状态也改变了，不协调了，总"踩不到点上"。

所以，针对抑郁症的患者，如果能测出其身体的共振状态，加以调整，就很有可能改变其心情。

在《列子》中记载一个"鸥鹭忘机"的故事。有位老渔夫每天在海上打渔，时常有海鸥、白鹭落在船上相伴，有一天，他想抓几只海鸥和白鹭带回家，自从他有了这个想法后，那些海鸥和白鹭就只是在船上方盘旋，不再落下来。好多动物天生就有看穿人体的气场的本领。

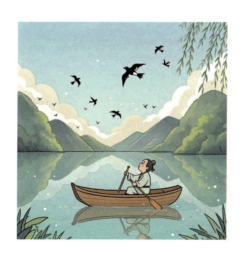

我记得以前在农村的时候，谁家的房梁上有燕子筑巢，就会给这家人带来好运。其实燕子也感觉到这家人的良好气场。充满戾气的人家，燕子哪敢去筑巢呀！

52

　　有人天生就有望气的本领，我们看山就是山，感叹风景秀美，而有的人，"观祥云便知山中有美玉"。我们看云就是云，诸葛亮则是能"看云识天气"，轻松借东风。当年鸿门宴之前，范增远远看到刘邦的部队，"沛公军霸上，望之有五色气"，说明刘邦有帝王之相；此类事情绝非杜撰，不能因为我们看不出来，就说这"不科学"。

　　有的算命先生一眼就能知道此人将来是否能成气候，他看到的不是形，而是气。"形而上者谓之道"，这是"道"的层面。

　　不能因为我们看不出来，就说这是迷信，有的科学家不会摸脉，就说这是"伪科学"。"形而下者谓之器"，也就是"术"，所以科学家们鼓捣的是"学术，技术"，却不是"道"的层面。

　　"科学"这把座椅有时会被某些人抢先坐到屁股底下，其他的就通通贴上了"伪科学"的标签。

　　一个人的共振状态，决定了一个人的气场，当然也与健康状态息息相关，再回头看"气滞血瘀"，就有了不一样的理解。

第九章

气滞血瘀的原理

导 语 ┄┄┄┄┄┄┄┄┄┄┄┄┄┄┄┄┄┄┄┄┄┄┄┄┄┄┄┄┄┄┄┄┄┄┄

　　既然"气"是血管中的一股共振能量，推动着血液流动，当这个能量减弱的时候，血液的流动也会跟着减弱。

　　"气血通畅"不仅指的是血管通畅，更重要是有充足的共振能量，血液携带这种能量到达全身，血液只是这种振动的载体，血流的振动频率决定血的分配。如果血液中的这种振动波减弱了，血流也会变慢，也就是常说的"气滞血瘀"，近期是瘀块，远期则可能恶变为肿瘤，故"血液聚而生瘤肿也"。我们的教科书上也是这么说的。

　　中医认为"怒则气乱"，乃血流的共振频率紊乱，阻力增大，所以血压会升高，这很可能是高血压病的主要发病机制。中国的传统的保健养生方法"气功"，主要讲究调整自然之气和先天之气和谐的关系，这里的"气"，不仅指呼吸吐纳，即"喘气的功夫"，还可能指经络中的共振频率，即"共振的功夫"。只有身体的共振频率和谐了，才能达到练习气功的最高境界。

我在临床中发现，有部分支气管扩张症患者只要一生气就会出现咯血。这是因为，支气管扩张病人本来就很容易咯血，当心情不好时，血管的共振频率就减弱了，肺里的血容易瘀住，从而咯血。对于正常的人，如果经常心情压抑，肺里的血液流动慢，短期会形成肿块，时间一长，就是肿瘤。所以，说癌症是情绪病也没有错。

如果你对"血管的共振能量是推动血液流动的主要动力"这个观点存有疑问的话，那我们再来看几个例子：

（1）我们评估心脏功能的时候，要用到一个指标，即心脏指数，根据一个人的体表面积，大致估计出一个人的心脏在静息状态下每分钟可以射出多少血量，正常值是 $3.0 \sim 3.5 L/(min \cdot m^2)$，这个数值是相对固定的。如果我们按住某个人一侧的股动脉，腿上的血流会骤然减少，血压应该立即升高才对，但是我亲自测过，即使同时按住两侧大腿的股动脉，血压也几乎没有变化，血压为什么不会骤升呢？

这个现象用流体的压力学说很难解释。但如果用共振学说，就好解释了。血压的大小，传递的是共振能量，血流的多少是次要的。阻断远处的一根血管，并不会立即影响到血压的变化。

（2）坐位与立位时，人体各部位的血压波动并不大。长时间躺在床上，后背部也没有因缺血而坏死。这也是因为血管中有一个共振能量，即使背部的肌肉受压，血液也能"钻进去"。单靠压力是很难做到的。假如我们拿一个注射器，给一团肉供血，很难保证每个部位都能均匀充满血液。

（3）既然血管系统是个"连通器"，为什么右侧胳膊的血压一般会比左侧高呢？

很多年前，我曾在专业医学网站上咨询过这个问题，最终也没有得到满意的答案。一般的解释就是因为右利手的缘故，这是经不起推敲的。其实这与人体的解剖有关，因为右侧的锁骨下动脉没有经过主动脉弓的180度的转弯，两边的振动能量并不一样。如果是内脏反位的镜面人，则左侧的血压会高于右侧。我们古人早就发现了这微妙的区别，在脉诊时两侧代表的意义也不一样，至于为什么会右侧的"寸关尺"代表"肺、脾、命门"，左侧则是"肝、心、肾"，有待于我们通过现代化的手段，利用大数据深度学习，找出其规律来。

（4）心脏的功率只有1.7W左右，却能推动着血液不知疲倦地流动。这在前面已有过解释。

（5）与冠状动脉差不多的血管很多，但为什么只有冠状动脉容易粥样硬化？很多年前，我曾在丁香园网站上咨询过，求询答案未果。我想这是因为冠状动脉在主动脉根部就分出去了，并没有经过膻中穴，只有压力，不包含血管的振动能量，粥样物质就容易沉积。

（6）腹主动脉上的各个开口，基本是垂直与主干相连，这并不符合流体力学，会增加不少阻力，如果是斜角，不是更方便血液灌注吗？其实这种连接有利于各个器官提取自己需要的频率，而不是被动地接受血管中的振动频率。

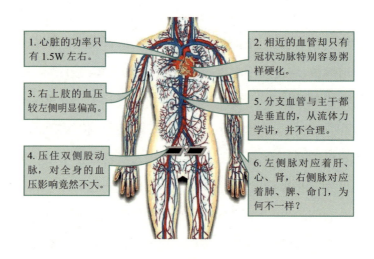

1. 心脏的功率只有 1.5W 左右。

2. 相近的血管却只有冠状动脉特别容易粥样硬化。

3. 右上肢的血压较左侧明显偏高。

5. 分支血管与主干都是垂直的，从流体力学讲，并不合理。

4. 压住双侧股动脉，对全身的血压影响竟然不大。

6. 左侧脉对应着肝、心、肾，右侧脉对应着肺、脾、命门，为何不一样？

还有一个"脑气栓"的例子，可以更加形象地说明"气滞血瘀"的道理。

如果脑动脉中进入了气体，形成脑动脉气体栓塞，这时血液竟然停住了，不再继续向前流动，即"脑气栓"，和"脑血栓"的表现一样，会出现眼前发黑、肢体不利等表现。如下图，就是一例很罕见的脑动脉中进入气体的影像表现。

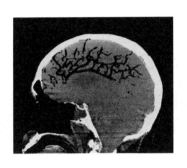

　　既然黏稠的血液都能在脑血管中畅通无阻，那么为什么有气体就无法流动了呢？这是因为，脑动脉中的这一段气体，缓冲了血管中的振动，使得振动能量无法向下游传递，于是血流就停住了，即"气滞血瘀"。

　　"气"就是血管中的共振能量，既然"气"弱了，会导致"血瘀"，相当于高速堵车，这是不是高血压的发病原理呢？那么我们可以设想一下，通过穿戴设备，给身体增加一个共振能量是不是就可以促进血液循环，降低高血压了呢？

　　我们可以继续发挥想象力，对于脑血栓的患者，我们放在一个大功率音箱附近，是不是会让血栓松动？或者让患者自己大声发出"嗡......"的声音，是不是也会疏通脑血管？

　　如果让一个心衰的病人躺在床上，在床底下放一个音箱，是不是能减少血管阻力，减轻心脏负荷，起到"血脉畅通"的作用？

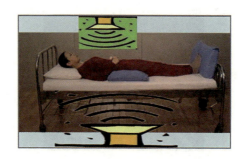

当然，选用什么样的频率，还要根据病人的身体情况来制订，理论上，应该围绕"徵"音来定。如果是鼓舞肝气的"角"音，则可能起到相反的作用。这是一项多学科参与的交叉科学，值得深入研究。

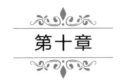

第十章

六字真言的秘密

导 语

唵、嘛、呢、叭、咪、吽是佛家的六字真言,法力无边,难以道破。我只是从其发音特点上来讲一下与人体经络的关系。

六字真言的发音是:唵(ōng)、嘛(ma)、呢(nī)、叭(bēi)、咪(mēi)、吽(hōng)。其实每一个发音,都与我们的身体某个部位产生共振。如发唵(ōng)音,就与我们的头部产生共振、共鸣。我曾设想,如果患者有脑血栓,就可以大声地发唵(ōng)音,一定会促进大脑的血液循环,说不定脑血管中的栓塞就会再通。

同理,发"嘛(ma)"的音,会振动胸肩部,"呢(nī)""叭(bēi)""咪(mēi)""吽(hōng)"依次向下振动腹部、臀部等。

ཨོཾ་མ་ཎི་པདྨེ་ཧཱུྃ

ōng　ma　nī　bēi　mēi　hōng

唵　嘛　呢　叭　咪　吽

如果一个人念六字真言，能量只有一份，两个人就会互相振动，许多人在一起，效果就会翻倍。所以人们要去寺庙里诵经，或者到教堂里祷告。而且，教堂的顶部都是呈圆形的穹顶，特别有利于声音的回响，产生共鸣。

六字真言是观世音菩萨心咒，源于梵文中，是佛祖在冥冥中所感悟。佛祖一定觉得发出这六个音的时候，通体舒畅，所以传于世人。

在中国古代，并没有忽视声音在养生中的作用，其中就有"六字诀"，这是一种吐纳法，它是通过呬、呵、呼、嘘、吹、嘻六个字的不同发音口型，唇、齿、喉、舌的用力不同，以牵动不同的脏腑经络气血的运行。

"春嘘明目夏呵心，

秋呬冬吹肺肾宁。

四季常呼脾化食，

三焦嘻出热难停。"

其实"宫、商、角、徵、羽"的发音也是有讲究的，"宫"用的是舌头的中部，"徵"的发音是用舌尖，而"羽"

则是用舌根。在中医上，舌尖确实是代表心，对应徵音，当心火盛的时候，舌尖就是红红的。苦入肾，对应羽音，而我们品尝苦味的时候，舌根的体会最明显。而甜入脾，对应宫音，对甜味最敏感的是舌的中部。

相反，有的声音会让人体产生不适。有的人听不得铲子刮锅底的声音，有的人不能忍受洗海蛎子的声音，老年人听迪斯科音乐也不舒服，说明不同的体质对不同的声音是有反应的。不仅耳朵能听见声音，肝、心、脾、肾、肺也会"听"声音。

声音不仅对人体有影响，植物也有自己的共振频率。在前文中曾提到有一种设备是"植物声频发生器"，通过发出声频，与一些植物产生共振，可增产30%。我曾在崂山茶场考察过这台设备，是中国农业大学侯天侦教授发明的，有11个声频选择，有连续的，有间断的，每天应用2～3个小时，

据资料中讲，对着茶园放音响，还能抵抗病虫害，减少农药用量。既然这种声频振动能让植物少生病，为什么不能让人少生病呢？但令我疑惑的是，如果放的音响频率是虫子喜欢听的怎么办？

植物通过光合作用蓄积能量，是不是也会从自然界的声波中吸收能量？植物就是在自然界各种能量的抚慰下进化来的，不可能不受影响。把声波的能量转化成淀粉，

或许这是一种不为人知的植物生长机理。

可以设想一下，高频音乐中生长的茶叶与低频音乐中生长的茶叶，口味可能是不一样的，这样我们就可以根据人的身体情况定制适合自己的茶叶了。或许听着《大悲咒》生长的茶叶，就适合诵经的人喝。

我们常说，不同地域的药材具有不同的药性，除了与水土有关，还可能与当地的地形形成的频率有关，也就是"地气"，地的气场。一棵树、一座山，都有其固有的频率，心情不好的时候，到树林里，到山上走走，我们称为"散散心"，可能是与接受环境中的频率有关。有一种名茶（福鼎白茶），就是在某个山谷里产的才是正宗，就是因为这个山谷的气场与别处的不一样。不一定是水土的问题。

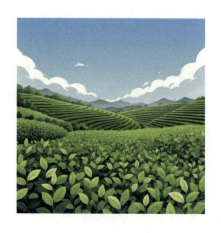

自然界中的共振现象无处不在，即"万物皆共振"。

壮观的钱塘江大潮，至今无人能解释其成因。我感觉可能是大海的次声波与钱塘江的喇叭形状的入海口产生了共振，逐级放大形成的。当地政府千万别为了政绩，填海修路，如果改变了入海口的形状，也就改变了大地的频率，很可能就破坏了这个天然景观。

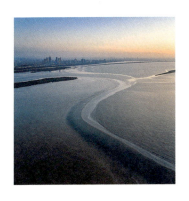

　　还有天上的云，沙漠的纹，是谁把它们摆成这个样子的？这其实都是自然界中的声波的表现形式。

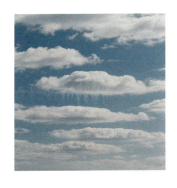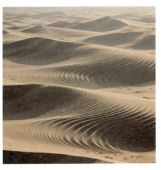

　　人体在进化过程中，岂能放过与自然界中的共振相

适应的机会？好的环境、坏的环境都会有影响。"穷山恶水出刁民"，树木都长不好的地方，气场也好不到哪里去。而道士则会选择一个背山面水的地方设立道观。可见我们的身体应该与自然界中的共振现象息息相关，佛教的六字真言，正是巧妙地利用了这层关系，疗愈身心。

六字真言的法力，很可能就是通过与人体相互共振来发挥作用的。这充分说明了人体内部具有共振属性，通过研究三焦经，我们还可以进一步加以证明。

在五脏六腑中，三焦属于腑，默认是空心器官，分为上、中、下三部分，虽然三焦经有自己的循行路线，但具体代指什么，一直没有定论，这几乎成了中医界的一桩公案。

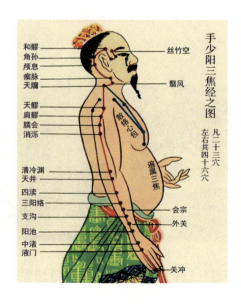

有人认为，"上焦主要位于膈肌以上的区域，包括心和肺；中焦位于膈肌以下、脐以上的区域，包括脾和胃；下焦位于脐以下的区域，包括肝和肾。三焦作为一个整体，覆盖了人体的大部分区域，是人体最大的腑。"

　　亦有人认为，"三焦是指全身皮肤下的筋膜"，练金钟罩、铁布衫就是加强三焦的功力。

　　还有人认为三焦代指甲状腺、肾上腺、前列腺。

　　个人认为，三焦，其实就是三个焦点（focus），既然人体是一个超级和谐的共振体，应该有振动波的聚集点。如果人体是个球体，那么振动的反射波就只有中间一个焦点。但人体有头胸腹，是长条形的，那就分别在头颈部，胸部和腹部各有一个振动波的聚焦点，这就是三焦的定位。

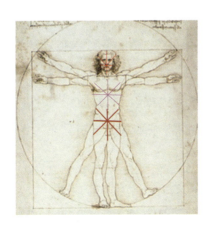

　　这只是个人推测，位置也不一定准，如果能被证实，也就同步证明了人体是个共振体。

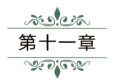

第十一章

我们为什么喜欢音乐？

导语 ············

听到一首美妙的歌曲，不由得会让人怦然心动，深深陶醉。是什么原因让我们喜欢音乐？这和中医的经络又有什么联系呢？

我们为什么会喜欢音乐？这是因为我们身体中本来就有一首"协奏曲"，当一首音乐与之产生共鸣的时候，我们就被打动了。

"乐"的繁体"樂"，上面加一"艹"就是"药"的繁体字"藥"，即音乐本身就是药。在古人眼里，这是极自然的事情。

"乐"的演变过程：

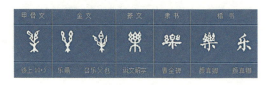

"药"的演变过程是这样的，在"樂"的上面加了一个"艹"头。

篆文	隶书	楷书	行书	草书	繁体标宋	简体标宋
藥	樂	藥	藥	芝	藥	药

在我的家乡潍坊，至今方言中读"药"仍是发"乐（yuè）"的音。这也是方言文化中化石级的遗留吧。

为什么古人会把音乐当作一种治疗疾病的药呢？《象形字典》中认为：

药是快乐的神草，即解除病痛、使人舒服的草木材料。篆文承续金文字形。隶书将篆文的"艸"写成"艹"。

这种解释有些牵强，我认为远没有这么简单。

道家认为"天人合一"，人生于天地之间，能精确地进化成现在的样子，必然与自然界的一切息息相关。我们身体中的各个器官就与自然界的声音有密切的联系。《黄帝内经》的五行学说认为，肝、心、脾、肺、肾五脏分别对应着木、火、土、金、水；亦对应着青、红、黄、白、黑五色；亦对应着角、徵、宫、商、羽五音。另外，还有五谷、五味等。

小贴士

关于五行理论，我是按照下面这个形状来记忆的，土在中间，代表长夏，其余四个对应春、夏、秋、冬。

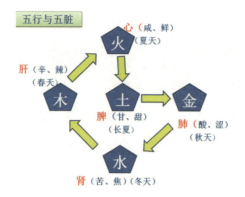

如果按照下面这个风火轮的图形记忆，很容易把人绕晕了。

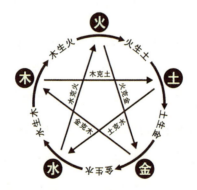

其中的宫、商、角、徵、羽五音，相当于现代音乐中的C，D，E，G，A大调，按照现在的国际标准，对应着261.6Hz，293.6Hz，329.6Hz，392Hz，440Hz，分别与脾、肺、肝、心、肾五个主要的脏器产生和谐共振。这是自然界中固有的音调，称之为"乐音"。

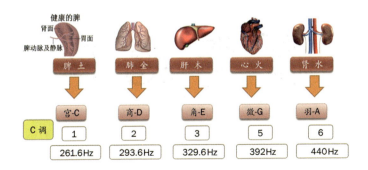

这五脏是人体内最大的实体器官，也是最容易共振的部分，人类就是在这样的声音中进化而来，所以我们听了标准音调的音乐就觉得很享受，而"唱跑了调"时，就觉得不舒服。我们不会讨厌流水声、秋虫的鸣唱、树叶的哗哗响，是因为在我们身体细胞的深处，一定保留着与之对应的一段基因。

吃饭的时候，播放宫调的音乐，胃就会产生共鸣，促进食欲；这时如果播放角调的音乐，就不舒服。因为角调的音乐，相当于冲锋的号角，属肝木，克脾土，所以我们活动后自然也不想吃东西。

但是前提是，吃饭时你得专心听这个宫调的音乐，如果是一边看手机一边吃饭，或者是生着闷气，想着心事，放啥音乐也没有作用。这和前面讲过的针灸是一样的道理。只有"互应"了，才会产生不可思议的效果。

"应"的繁体字是有"心"的，现在的简化字把"心"去掉了，好多人的心神也散乱了。

69

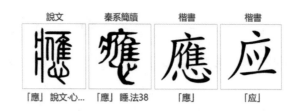

說文	秦系簡牘	楷書	楷書
「應」說文·心…	「應」睡·法38	「應」	「应」

而在日语中，则只保留了"心"，所以造就了稻盛和夫。

70

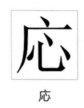

应

在这里，再次不厌其烦地强调"中医是一门调神的学问"，这个前提就是医者要与患者"互应"。这是古今中医大家医术神奇应验的秘笈。如果只是学习表面的花架子是没有用的。

古代打仗，有"催命鼓，救命锣"的说法，低沉的鼓音，相当于低音的 E 调，鼓舞肝气，激励士兵向前冲；而高调的金属音，入肺，克肝，泻肝气，是撤退的信号，也是救命的信号。

按此道理，"晨钟暮鼓"，似乎是有违自然的。因为鼓声短促，振奋人心，钟声悠扬，等声音散尽，再敲下一次，以此平复那颗躁动的心。按说应该早上击鼓，鼓舞斗志；晚上敲钟，卸掉妄念。

这是怎么回事呢？其实这是养生的另一种理念，"逆于阴阳养生法"，早上的阳光本来就是鼓舞阳气的，这时就要用钟声来平抑一下，晚上则稍微提振一下精神，这样一天中的心情就不会大起大落。如果是每天都处在"打仗"的状态，一定不是养生的好方法。

这种影响还体现在年龄和体质上。年轻人气血旺，喜欢听迪斯科，沉浸在舞厅里的低沉的音响中，不知疲倦；而老年人听了就心烦。体质弱的人，听不得超重低音。林黛玉就听不得迈克尔·杰克逊（Michael Jackson）的摇滚，只能哼唱《葬花吟》。蒙古高原的人身材魁梧，歌声豪放；南方人身材娇小，吴侬软语。

所以，每个人身体内都回响着一首独有的旋律这事就毋庸置疑了吧。音乐疗法的生理基础就是通过音乐声音与我们的五脏六腑、与体内的这支旋律产生共振作用。这也是中医治疗疾病的真谛，即：调神。不管中药、针灸，还是按摩，当你让病人沉浸其中、热泪盈眶的时候，各种顽疾立刻会土崩瓦解，烟消云散。

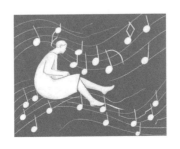

下面再讲一下音乐疗法的生理基础。

前面反复讲过，心脏发出的声音，通过血管，利用血液作为媒介，把这个共振能量散布到身体的每个角落。

一个八度音，七个主音加五个半音，共十二个音阶，很可能对应着十二条经络，其中包括最基本的宫、商、角、徵、羽五音，谓之"五音十二律"。所以说，标准音调的音乐能活跃人体的十二条正经，音乐疗法的生理基础应该从这方面寻找突破。

例如：肺经对应着商调，在手太阴肺经的第一个穴是"少商"，意思是比商调要低一点。琴弦的两端，音调也不太准，有些偏差，在这里，比商调要略低一些，所以命名"少商"。可见古人给穴位起名字是很讲究的，是有根据的。

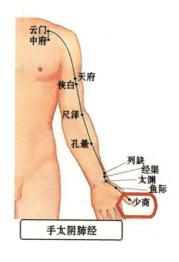

手太阴肺经

人在生气的时候，肝经旺盛，血向肝和头上涌，所以容易患脑血管病。我们如果用商调的音，就会克角调的肝，也就是中医讲的"金克木"，以此很可能可以治疗脑中风。

所以，在音乐疗法中，不同的音调对不同的器官有治疗作用，并不是随便一个音乐就可以拿来治病的。本来肝气盛，再用激昂的角或徵的音调来治疗，就会适得其反。如果我们提前检测一下，体内哪个频段弱了，需要加强一下，则有目的地施加某一种音调的音乐；如果哪个频段过强了，则按照五行相克的理论抑制一下，可能治疗效果会更好。

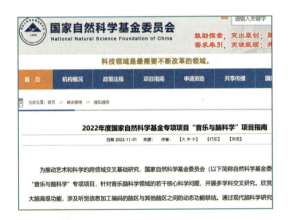

就在 2022 年 11 月 1 日，国家自然科学基金委员会推出一专项，资金足足有 1500 万，内容是"音乐与脑科学"。研究项目是从"突触、细胞、神经通路上"解读音

你咋还不信中医

乐对大脑的影响。我个人认为这个路子很可能走不通。我觉得音乐是对五脏六腑产生作用，各个器官都舒服了，大脑自然也会高兴起来。光盯着脑细胞研究是没有出路的，虽然这种研究方法符合"科学"的思维，但显然中医并不是这条思路。

关于音乐治疗的研究，我曾多方寻求协作，数次到设在青岛的"中科院声学所北海站"与专家交流。2017年10月，我专程去上海参加了中国音乐治疗学会第十三届年会，提交了一篇文章——《音乐治疗的生理基础》。在这样的会议上，出现一名呼吸科医生，应该很少见吧。最终因为人微言轻，没了下文。

74

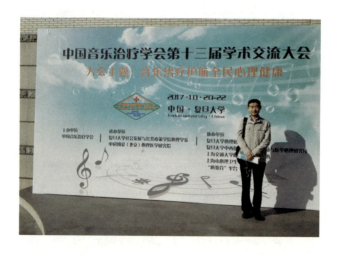

有人说"语言是苍白的"，包括我写的这些文字。而音乐可表达无尽的意境，白居易在《琵琶行》中就作过

生动的描述，琵琶不会汉语，也不会英语，却能深入人心灵深处，拨动那根脆弱的心弦……

转轴拨弦三两声，

未成曲调先有情。

弦弦掩抑声声思，

似诉平生不得志。

低眉信手续续弹，

说尽心中无限事……

如果白居易患了抑郁症，听完这首琵琶曲，一句"同是天涯沦落人，相逢何必曾相识"，会让他的心事烟消云散。这就是心心相印，产生共鸣的作用。

据说海豚音能治疗儿童自闭症，很可能海豚能和这些儿童产生共鸣。因为海豚是我所知道的动物中阳气最旺的动物，发出的声音能量足以能够打开自闭症儿童的心扉。

最近，公众号文章多了一个功能，就是可以"听文章"了，通过人工合成的声音读文章，这种形式用来播报新闻可以，但用来朗诵《琵琶行》，那就意境全无，简直是在摧残经典了，可千万别让白居易听见。

一个人在意气风发的时候，喜欢一种音乐，在生活不顺的时候会喜欢另一种类型的音乐。白居易之所以被琵琶女打动，与其当时被贬浔阳的心境有关。可见，音乐与内心活动是可以关联的。这就为我们通过音乐来判断人的健康状态，改变人的内心活动提供了可能。

心情不同，喜欢的音乐也不同。一个人如此，一个社会也是如此。在2024年音乐界最轰动的事情莫过于刀郎的演唱会了，人们只看到火爆的场面，却不曾考虑火爆的原因。

"你在我身边，相对无言……"，节奏舒缓、悠长，加上刀郎先生苍凉的嗓音，和那件永远穿不烂的黑T恤，给人一种亘古不变的永恒感。在整个社会的浮躁过后，躺又躺不平，卷又卷不动的时候，终于静下来，听一曲刀郎的"一眼望不到边，风似刀割我的脸"，就如同白居易当年"忽闻水上琵琶声，主人忘归客不发"，于是"移船相近邀相见，添酒回灯重开宴"。这就是音乐与内心活动的微妙关系。

我反复强调音乐与内心的这种联系，就是在证明当我们高兴的时候或压抑的时候，身体内部的共振频率是不一样的，当然就会和外界不同风格的音乐产生共鸣。

绕来绕去，我就是想证明音乐与人体的状态有关联，那么，通过窥探人体内部的声频共振状态，推测身体的健康状况，应该是行得通的。

在研究音乐疗愈的过程中，我意外发现，当今世界上公认的音高标准其实并不标准。

一场音乐会，不同的乐器在演奏的时候，各个音的频率要保持一致，这样才能成功合作。

不仅是一场音乐会上使用的乐器音高要一致，目前全世界的乐器都遵循同样的音调标准。中国的钢琴和英国的钢琴用的是同一套音高。那么，其中每个音的频率是多少呢？是谁来制定的标准呢？

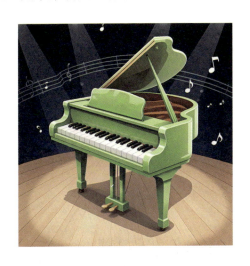

一般乐器的每个八度范围的音分为 1，2，3，4，5，6，7 七个主要音，再加五个半音，就是十二律，也可用 C、D、E、F、G、A、B（或其小写）来标记，代表音频的高低，也称"音高"。一般是以 A 对应的频率为标准，又称为"国际标准音"。

国际标准音 A 的频率在历史上有多个版本。当前国际上统一使用的就是 440Hz 的标准音高，是 1939 年在伦敦的国际会议上制订的。

把标准音 A 的频率定下来后，其他的音就好办了，目前流行的最主要的 C、D、E、G、A 五个大调音的频率分别是：

C：261.6 Hz；

D：293.6 Hz；

E：329.6 Hz；

G：392.0 Hz；

A：440.0 Hz。

这些音高也是在 1939 年英国的那次国际会议上公布的，是如何制订的，并不清楚。为什么 E 大调对应着 329.6Hz，而不是 330Hz？无从考证，很可能就是凭感觉，觉得这个频率听了顺耳，就定了下来。

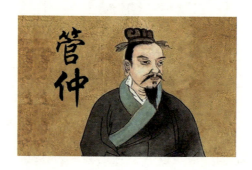

但我们的古人就没有这么粗糙，音阶的分配是有公式的：在 2700 多年前的齐国，有一位叫管仲的大臣，发

明了一种简单有效的方法，即"三分损益法"，用来定义各音阶的频率。

"三分损益法"一点儿也不复杂，其出发点就是先定下宫调的波长，再通过增加三分之一，再减去三分之一，再增加三分之一的方法，把其他音调的波长定下来，有了波长，频率也就定了，见下图。

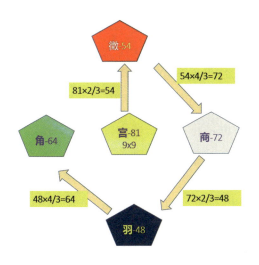

利用管仲的这套"三分损益法"，以 A=440Hz 为基准，可以推算出其他音的音高。与当前的国际标准音对比，会略有差别，见下图。

	C（Hz）	D（Hz）	E（Hz）	G（Hz）	A（Hz）
国际标准	261.6	293.6	329.6	392	440
三分损益法	260.7	293.3	330	391.1	440

就以 E=329.6Hz 和 A=440.0Hz 为例，很显然 330Hz 与 440Hz 之间，是 3/4 的倍数关系，更容易产生谐振，比当前公认的 329.6Hz 就更加合理。

音乐界经不起推敲的事情还有呢！

凭什么把国际标准音 A 定为 440Hz？有的人并不买账。他们觉得 A=432Hz 有着更深层次的与大自然及人体的共振，能产生更好的疗愈效果，会让人感觉更幸福、放松。

阿南达·波斯曼（Ananda Bosma）是一位国际研究学者及音乐家，他表示："出土的古埃及乐器都调到 A=432Hz，而古希腊人也是将主要乐器调为 A=432Hz。古希腊神话传说里著名的歌手叫俄耳浦斯，他是音乐、死亡和重生的神，是安布罗西亚和转型音乐的守护者。他的竖琴也是调到 A =432Hz。"

现在也有人开始重视 A=432Hz 的音乐，把乐器的音高重新设定，演奏出来的音乐听起来会更让人着迷。网上能搜到不少这样的音乐，大家可以找来体会一下。

更加神奇的是，不仅是古埃及，古希腊也认可 A=432Hz 的标准。1978 年在中国湖北的一座战国时代的曾侯乙墓（约公元前 433 年）出土的编钟，对应的 C 调频率是 256.4Hz，稍加计算，就知道 A 调对应的是 432.6Hz，就是这个神秘的 432Hz。难道几千年前他们真的是召开过国际音乐大会，共同讨论过吗？真是不可思议。

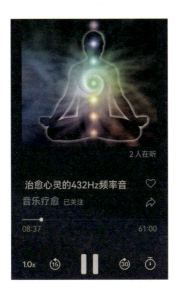

当年，我们还在感叹古人的 432.6Hz，与当今流行的 440Hz 很接近而感到自豪。殊不知，是我们远远不如古人。

资料中说，A=432Hz 的音乐调谐不仅让耳朵听起来更舒服且和谐，而且它也能引起一个在身体的脊柱和心脏更内在的感觉体验。调频到 A=440Hz 的音乐被认为是一个更外在和头脑的体验。音乐发烧友也表示 A=432Hz 音乐似乎是非局部的，可以占满整个房间，而 A=440Hz 可以被觉察到声音是呈方向性或线性传播（资料中是这么说的，姑妄言之，姑妄听之）。

总结一下当前的国际标准音高的三套标准如下：

	C（Hz）	D（Hz）	E（Hz）	G（Hz）	A（Hz）
国际标准	261.6	293.6	329.6	392	440
三分损益法	260.7	293.3	330	391.1	440
432Hz 音乐	256	288	324	384	432

82

　　可以看出，432Hz 真是一个神奇的数字，按照这个标准，各个音高都是整数，当然容易产生谐振，这很难得。

　　古人当然不可能召开"国际音乐大会"，他们只是凭着感觉，不约而同地制定了 A=432Hz 的标准，这足以说明，古今中外，关注音乐对人体的影响是一种普遍现象，而且标准统一。

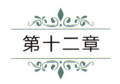

第十二章

为啥会耳鸣？

导　语

　　当下出现耳鸣的人不在少数，仔细研究一下，发现耳鸣的发生，正说明人体存在着固有的共振频率，是对人体共振理论最好的例证。

　　当前耳鸣的发病率很高，有统计可达 15% ～ 20%。原因并不清楚，只是笼统地划为神经性耳鸣，治疗也没有什么好办法。

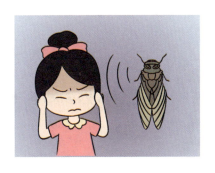

　　除了百度上的解释外，是不是可做这样的推测：

中医认为"肾开窍于耳",是指肾和耳朵有着共同的共振频率,在一条经络上。肾相当于广播电台,耳朵相当于收音机,当二者频率吻合的时候,是没有噪音的。

但如果肾虚的时候,肾的频率变化了,耳朵这个收音机自然就会出现噪音。或者肾的频率没有变化,耳朵的接收频率变化了,也会出现噪音。

下图显示:电台与收音机频率一致时,声音很清晰:

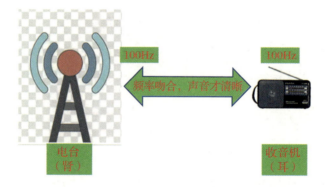

但是当电台的频率与收音机的频率不一致时,就会产生噪音。

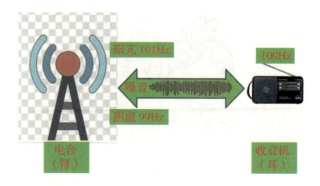

故头部受到撞击后，耳朵会嗡嗡响，相当于收音机摔了一下。

老年人肾虚，所以会出现听力下降，甚至耳聋，这是有目共睹的事情，这就相当于电台的频率变了。

所以，只要是肾经的频率变了，不管是变高了还是变低了，都有可能耳鸣。如果老年人是因为肾的频率变低了导致耳鸣，可以推测，年轻人的肾经频率太高了，也有可能会耳鸣（如果肾虚导致高调鸣响的话，阳盛会不会是低频鸣响呢？）。

目前治疗耳鸣的主要药物就是六味地黄丸和银杏叶片等，一个是补肾的，一个是改善耳内血液循环的，正是针对这两个环节的，是对这个假说的一个佐证。

查资料时看到这样一段话：

"几年前，以色列一名男子曾服用万艾可治疗阳痿症。意想不到的是，困扰他多年的耳鸣症竟奇迹般地消失了。其主治医生又给一中年女病人服用万艾可，结果困扰她多年的耳鸣症状同样消失，听力亦有所改善。此后，这位医生用此法又治好了多名耳鸣患者，且未见明显副作用。"

于是有人跟帖说确实用了万艾可后耳鸣好了，也有更多的人说这个没有用，并不治疗耳鸣。为什么有的人有效，有的人没有效呢？

下面这篇文章中提到万艾可（枸橼酸西地那非）的一个副作用就是导致突发性耳聋和听力下降，并没有说能治疗耳鸣。

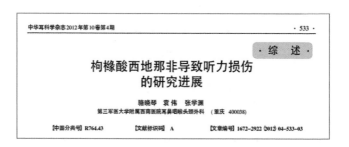

中华耳科学杂志 2012 年第 10 卷第 4 期　　　　　　　　　　　　· 533 ·

· 综　述 ·

枸橼酸西地那非导致听力损伤的研究进展

骆晓琴　裴伟　张学渊

第三军医大学附属西南医院耳鼻咽喉头颈外科　（重庆　400038）

【中国分类号】R764.43　　　　【文献标识码】A　　　　【文章编号】1672-2922（2012）04-533-03

这篇文章还在寻找各种理由解释原因，高深莫测，我想不用"盲人摸象"了，用我开头的观点就好解释了：

万艾可是一个透支肾精的药，如果一个人肾阳过亢，相当于电台的频率由 100MHz 变成了 101MHz，那么通过万艾可就可以消耗一部分，调回到 100MHz，耳鸣就消失了。

如果本来就肾虚，频率是 99MHz，再用万艾可透支，成了 98MHz，当然就不管用了，而且还会加重，所以有的人用了后耳鸣消失，有的就会导致听力下降，甚至突发耳聋。

这篇文章还提到万艾可的另一个副作用就是心梗、心律失常，甚至猝死等心脏病事件发作。用中医的理论解释就更容易了，水克火，补了肾，就顾不了心。

其实在《黄帝内经》明明白白地写着：肝、心、脾、肺、肾，对应着宫、商、角、徵、羽。每个脏器都有自己的音频特点。这也是我们听不同的声音会有不同的感觉的原因。如吃饭时，适合听宫调的音乐；冲锋的时候，要吹响角调的"号角"；撤退的时候，敲响对应肺的金属锣。

既然肾与耳是一根琴弦上的两个点，"一根绳上的蚂蚱"，二者很可能会互相影响。

现在经常看到孩子们戴着耳机，边听音乐边写作业或者走路。

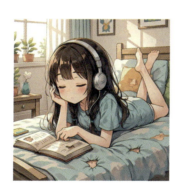

这样不仅是分散精力，还可能反馈地影响到肾经。而肾主志，决定记忆力，这就会影响到学习成绩。往远里讲，肾主骨，听耳机会影响到骨骼发育。

充满噪音的工地上，是不是工人会普遍肾虚？

"肾开窍于耳"，二者不协调会导致听力下降；"肝开窍于目"，二者不协调会导致视力下降，是一样的道理。这种相互共振只有在活体上有，死亡后就归于寂静。中医研究的就是这种鲜活的"气"和"脉"，西医则是在解剖上鼓捣。

下面再谈谈我对胎教音乐的看法。

胎教音乐很可能是导致婴儿失聪的原因之一。

我认为胎教音乐不值得提倡，理论上是会导致先天耳聋的。因为婴儿在发育的过程中，几乎是在共振频率的呵护刺激下形成不同的器官的。

其中肾的发育需要低频的声音，而耳机或音箱的发声靠振动膜，大的振动膜能发出低沉的声音，而小的振动膜只能发出高频部分的声音，由于耳机的振动膜无法做得很大，所以只能发出高频部分的声音。所以"肾—耳"这条经络的发育就会受到影响。

这是个推测，不管是不是成立，胎教音乐毕竟是"人为"的东西，"人为"即是"伪"，还是不赶时髦为好。母亲的哼唱是最好的胎教音乐。

古人认为一个人的听觉是很重要的，这从古人造字上就可以看出来。口耳相传即为"圣"，因为"圣"的繁体是"聖"。

所以，圣人是指耳朵很敏锐，能感悟世事，并能口传心授说出来的人。眼睛并不是最重要的，反而容易被看到的花花绿绿的"色界"干扰了心神。所以许多盲人是很神灵的。

（"聖"的下面也不是"王"，而是"壬"，是用力向上挺直身子，"探出头"的意思。"望"的下面也是"壬"，"挺"的右边也是。写作"王"是错误的。）

所以从古人"聖"的造字可以看出，耳朵比眼睛重要。

耳朵嗡嗡响，不只是耳鸣！分明是拉响了警铃提醒你：肾虚了，别熬夜了，别瞎折腾了！

第十三章

举例说明气脉

导　语

　　本书的主旨是劝说大家相信中医，前面讲了半天关于"气、脉"的本质是人体的共振，全是纸上谈兵。"光说不练假把式"，还是说几个例子，"用事实来说话"，会更有说服力 。

一、"古脉法"中的气脉

　　本书中很多观点得益于刘宝义主任的启发，他是脉诊高手，也是《伤寒论》大家，这在我们医院是路人皆知的事。先说一件小事：

　　医院开业之初，千头万绪，忙碌中不免有人身体出现阴阳失衡。某一天，一位护士长找刘宝义主任摸脉，果然发现她的脉偏了，右脉大于左脉，是典型的太阴状态，于是刘主任信心满满地大笔一挥，开出了《伤寒论》

中的经方"桂枝汤"。

结果两天后，护士长感觉更不舒服了，再次找刘主任脉诊。刘主任很纳闷，感觉这个方子应该没有问题呀！正疑惑间，护士长不经意地说了一句话："我的心脏和别人不一样，是在右边"。刘主任恍然大悟，原来护士长是很少见的"镜面人"，内脏反位，和别人正相反，那么判断阴阳状态的时候也要反过来想，并不是太阴脉，应该是少阳脉，需要服用"小柴胡汤"。果然，药到症消。

此非传说，亦非小说，乃身边之事也。我不可能为了博眼球，额外添加佐料，没有这个嗜好，也缺少动机。或许再过若干年，这件事就如同扁鹊救治虢太子一样，成为一段医史佳话。

在这里提到的"桂枝汤"和"小柴胡汤"，是《伤寒论》中最为经典的"经方"，在《辅行诀》中分别归属"阴旦汤"和"阳旦汤"。尤其是"桂枝汤"，乃天下第一经方。"一付桂枝汤，半部《伤寒论》"，弄懂了桂枝汤的组方原理，《伤寒论》的思路基本也就清楚了。

这种判断人体阴阳的原理是什么呢？

刘宝义先生用的是一种近乎失传的古脉法，见《黄帝内经，灵枢，禁服篇》：

"黄帝曰：寸口主中，人迎主外，两者相应，俱往俱来。"

即右手的脉是"寸口脉"，代表阴，是发散的力量。左手的是"人迎脉"，代表阳，是守的力量。

这和教科书上的定义不一样，书本上说"发散的，向上的，明亮的，热烈的"，就定义为"阳"，这样想就乱套了。真正阳气旺的小孩子身上是凉丝丝的，阳气虚的孩子才容易出汗呢！

这位护士长由于是极为少见的内脏反转，"人迎"和"寸口"的位置和别人正相反，所以刘主任就把"少阳脉"判断为"太阴脉"了。说明脉的特点是与解剖有关联的。

正常人，心脏射出来的血向上冲向主动脉弓，再迅速折返向下，在血管中产生一个振动波。这是本书共振理论的基础。

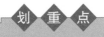

划 重 点

右侧胳膊的动脉是在这个回旋弓之前分支出来的，并不含有这个共振能量，或者含量较少。而左胳膊的动脉，经过主动脉弓的回旋，就多出了这个共振能量。所以，两侧脉搏就有了区别。脉诊的所有玄机皆源于此。

这是一例真实的主动脉弓的造影图像，显示血液进入左右上肢的过程是有区别的。

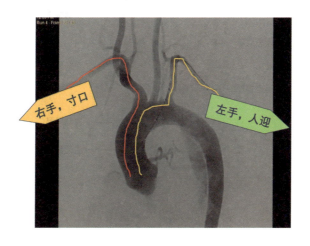

鲁迅先生在他的小说《藤野先生》中写过一件事，他在日本学医的时候，为了好看，把一根血管的位置做了改动，他的老师藤野先生治学严谨，给予了纠正，而当时的鲁迅还很不服气，心里想："至于实在的情形，我心里自然记得的"。后来的鲁迅在写这篇小说的时候，很为自己的傲气而后悔。我怀疑当时鲁迅有可能就是为了好看，就把头臂干和左锁骨下动脉画得对称了。这可是大错特错，万万不可的。

下面这个模拟图就不太合理，是不是鲁迅当年也是这么画的？

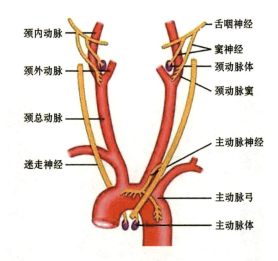

颈内动脉 舌咽神经
颈外动脉 窦神经
颈动脉体
颈动脉窦
颈总动脉
主动脉神经
迷走神经
主动脉弓
主动脉体

　　即使是像上图这种不太合理的结构，左右两侧的动脉中的共振能量也是有区别的。

　　右胳膊动脉中缺少共振能量，大致可以理解为代表血容量的多少，是"寸口脉"，对应"肺、脾、命门"。如果强了，就是太阴脉。

　　而左侧的脉搏中共振能量越强，则守得越紧，阳气越旺，是"人迎脉"，对应"心、肝、肾"。

　　故《黄帝内经》中曰：

　　"寸口主中，人迎主外，两者相应，俱往俱来。"（右为寸口，左为人迎）

　　"外者为阳，内者为阴"，"阴在内，阳之守也；阳在外，阴之使也"。

　　知道了这个解剖关系，这些话就不难理解了。

阴在内，阳之守也；阳在外，阴之使也。

——《素问·阴阳应象大论篇第五》

岐伯曰：外者为阳，内者为阴。

——《素问·阴阳离合论篇第六》

阴者，藏精而起亟也；阳者，卫外而为固也。

——《素问·生气通天论篇第三》

夫阴与阳，皆有俞会，阳注于阴，阴满之外。

——《素问·调经论篇第六十二》

［上图摘自刘宝义著《明于阴阳》（2006 年）一书］

刘宝义先生摸脉的标准动作就是两侧同时摸，通过对比，判断一个人的阴阳状态，具体的标准操作规程（SOP）在《素问·六节藏象论篇》也给出了标准：

阳病：

"故人迎一盛，病在少阳，二盛病在太阳，三盛病在阳明，四盛已上为格阳。"

阴病：

"寸口一盛，病在厥阴，二盛病在少阴，三盛病在太阴，四盛以上为关阴。"

结论：

寸口强了，代表阴盛。人迎强了，代表阳盛。先分阴阳，是最为粗略的分法，我也只能做到这一步了。在此基础上，根据强弱倍数，再分少阳、太阳、阳明，以及厥阴、少阴、太阴。

能分出这六经的人，就是一种大神级的存在了，令我辈"景行行止，心向往之"。每一种状态，都有相对应的经方，这就是六经辩证体系，但前提是先分明白了。好比一群人，先分男女，如果还有能力，再分出老年、中年、青年。

在黄帝的教诲中，还有一句：

"春夏人迎微大，秋冬寸口微大，如是者，名曰平人。"

在春夏季节，左脉略大，秋冬时，右脉略大，这是正常人的状态。不同的季节，正常人的脉是不一样的。即"春脉微弦谓之平"。春天的脉略呈少阳状态，是正常的。如果冬天摸到左脉弦，则是病态了。

二、"小柴胡汤事件"

再说一个反面的例子：日本的"小柴胡汤事件"。

如果是因为遇到"镜面人"，出现判断失误，还说得过去，但如果不加辩证，盲目地推广应用经方，就是人为制造失误，就会出问题。

例如：给病人开小柴胡汤，如果是阳盛之脉，还可能对症；如果是阴盛之脉，就是起反作用了。

那么有谁会干出这种犯浑的事？你别不信，30 年前日本人就干过这种事。

20 世纪 70—90 年代，日本有一个公司把汉代医圣张仲景的名方"小柴胡汤"制成了颗粒剂，变成了治疗慢性肝病的灵丹妙药。后来其适应证不断扩大，到了 90 年代，开始对于肺炎、慢性胃肠炎也推广应用小柴胡颗粒。结果在 5 年的时间里，出现了 188 例肺纤维化病人，死亡 22 人。具体过程可百度了解。

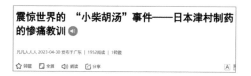

但为什么会导致肺纤维化？有好多解释，但都没有提出令人信服的观点：

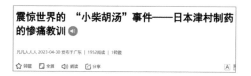

是不是可以这样考虑：小柴胡汤是用以治疗少阳病症的，病人表现为"往来寒热，心烦喜呕，默默不欲饮食"，如果是阳明脉，或者是太阴脉，需要用泻法的时候，还在用小柴胡汤的补法，提升阳气，促进肝气的上升，当然要出问题。尤其是长时间的应用，很可能导致肾上腺皮质功能衰竭，进而诱发肺纤维化。这就是不行八纲辨证，如同喝咖啡一样推广中药颗粒的后果。

或许日本人到现在也不知道问题出在了哪里。没有中医理论指导下的用药，即是"废医存药"，这股妖风在100 年前的中国很是盛行。可悲的是，我们当今仍有人对"废医存药"趋之若鹜。那么"废医存药"的观念是怎么来的呢？

大约 100 年前，著名的学者余云岫从日本学成回国，他早年熟读中医典籍，后在日本研习西医，可谓中西医贯通，认为"如不消灭中医，不但妨碍民族的繁息、民生的改良"，而且，"国际地位的迁善也无从谈起"。于是高举反中医的大旗，起草了《废止旧医以扫除医事卫生障碍案》，竟获得到了当时国民政府的通过（几年前央视播出的《老中医》中还有这个情节）。这种内行人反对起中医来，杀伤力太大了，这和梁启超、陈独秀这些外行人反中医不一样。余云岫的一些观点把中医一度撞击得支离破碎，影响力到现在还没有完全散去。但余云岫在晚年，耗尽精力，出版了《中国古代疾病名候疏义》一书，对中医病名做了大量的整理和研究工作，他骨子里对中医还是有感情的。

当时，有人提出"废医存药"，就是抛弃中医理论，不需要辨证，只留下药材来应用。真若如此，只会出现一个又一个的"小柴胡汤事件"。

"用药如用兵，用兵如下棋"。《黄帝内经》就相当于象棋古谱《橘中秘》，是指导思想，而中草药，只不过是一个个棋子而已。不会棋谱，守着一堆棋子有什么用！打仗也是如此，不讲战术，光有士兵有什么用？提倡"废医存药"的人就是这么糊涂。

一台发动机坏了，换个零件不值钱，但知道要换哪个，最为关键；药不值钱，知道如何配伍，何人适合用，这是最宝贵的。西瓜和芝麻要分清了。

通过刘宝义先生的一段脉诊佳话，和日本当年的"小柴胡汤事件"，你对平脉诊病还会存疑吗？你还不相信中医吗？

第十四章

初步研究结果汇报

导　语

　　疫情之前，我们曾做过一些初步的研究，发现病人与正常人的声频有着明显的区别，至于各自代表什么意义，还需要对大样本的深度学习，简单汇报如下。

　　我们制作了一套声音提取设备，进行了初步的研究。采集的是双侧上臂的搏动音，方法与测量血压一样。

　　我们之所以测上肢动脉搏动的声频信息，而不是心音和下肢的声音，是有根据的。古人通过"独取寸口"，即可推测人体的生理、病理状况，"十二经皆有动脉，独取寸口，以决五脏六腑死生吉凶之法"（见《难经·一难》）。可见通过触摸桡动脉，就可以获取五脏六腑的信息。而肱动脉与桡动脉是串联的，其信息量是一样的。

　　这是一开始做的设备，为了避免干扰，用的是外置的声卡：

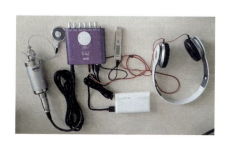

　　用这套设备采集脉搏信号的过程很简单，和测量血压是一样的，见下图：

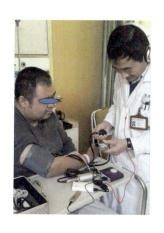

　　但左右两侧的声频信息具有不同的意义。右手腕处称寸口，也称气口，左侧称人迎。由于解剖结构的关系，右胳膊的动脉不经过主动脉弓的转弯，直接进入头臂干，再分出来。而左胳膊的动脉先是经过主动脉弓的 180 度的折回，直接从主动脉上分出来。于是，远端对应的人迎和寸口脉也就有了区别。

　　中医脉诊的所有玄机，都源于此。

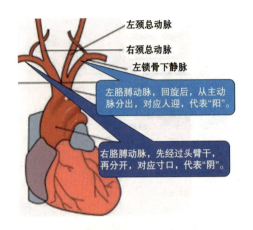

右颈总动脉

左颈总动脉

左锁骨下静脉

左胳膊动脉，回旋后，从主动脉分出，对应人迎，代表"阳"。

右胳膊动脉，先经过头臂干，再分开，对应寸口，代表"阴"。

　　心脏射出的血流在主动脉弓处有一个180度的转弯，与主动脉瓣的关闭音产生类似回音的效果，使血管内的振动波得到加强，即膻中穴的位置。

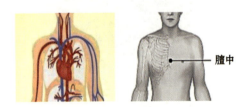

膻中

　　右锁骨下动脉没有经过这个主动脉弓，血流直接冲入血管，代表的体内"阴"的一面；而左侧锁骨下动脉经过主动脉弓后，振动波加强，即具备了共振能量，代表体内"阳"的一面。双侧脉搏特点不仅能诊病，还代表不同的疾病，原因就在于此，故有"左手心肝肾，右手肺脾命门"一说。这用西医的"连通器"原理是无法解释的。

中医古典著作中，这种理论多有提及：

"心肝居左，肺脾居右。肾与命门，居两尺部。左为人迎，右为气口。"（见《濒湖脉学》）

"气口候阴，人迎候阳也。"（见《黄帝内经·四时气》）

所以，两侧桡动脉接收到的血管的共振波包含了不同的疾病信息，名老中医触诊时"只可意会，不可言传"的部分很可能就是感受到共振波能量的不同。

其实脉搏音是极微弱的，那么，为什么不采集清晰的心脏跳动的声音进行分析呢？

如果是取心音进行分析，不仅缺少中医理论的指导，由于没有经过主动脉弓的"加工"，其信息量并不"丰富"。而下肢动脉解剖双侧是对称的，其在疾病诊断中的作用在古代文献中很少提及，缺少理论指导。也有人采集脉搏跳动的振动波，这种物理振动波和声波相比，其包含的信息量太少了，也难以与五音对应。亦有人采用多普勒超声测量血流速度，也能播放血流的"声音"，但这是模拟声音，并不是真正的血流声音，所以也无法用超声对脉动音进行研究。

后来，我们对于声音采集的设备做了改进，专门订制了一个更加灵敏的拾音器，并且同时在两侧胳膊上加压，同时采集声音信号，对比两侧的强弱变化，以此判断人体的阴阳。

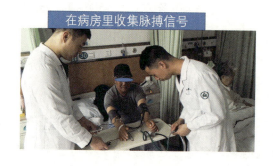

在病房里收集脉搏信号

104

我们采集了部分人群的脉动音频信号，发现不同疾病有明显不同，左右也有区别。

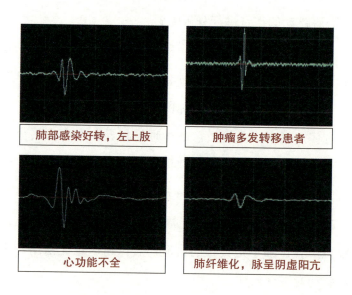

肺部感染好转，左上肢　　　肿瘤多发转移患者

心功能不全　　　　　　　肺纤维化，脉呈阴虚阳亢

我们发现，肿瘤病人的波形单一，"不丰富"，也就是气滞状态，自然导致血液瘀滞在某一地方，日久生瘤。所以现在认为，肿瘤是一种情绪病，长期心情压抑是重

要的诱因。

这是开始的研究，后来的研究就更加精细了。专门找了六个病人，和六个健康人进行对比，发现健康人的脉搏音较为集中，而病人的则较分散。

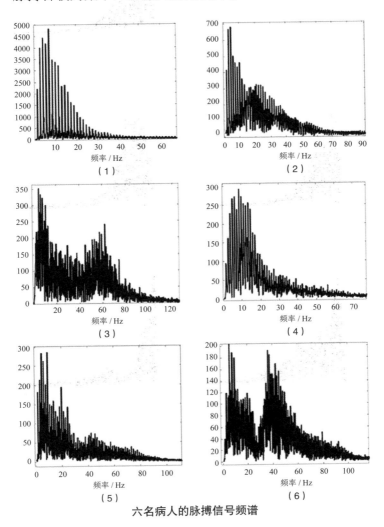

六名病人的脉搏信号频谱

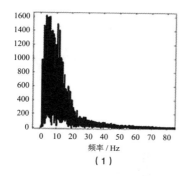

（1）

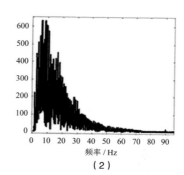

（2）

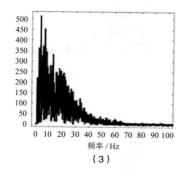

（3）

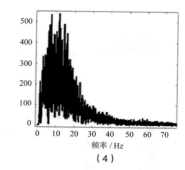

（4）

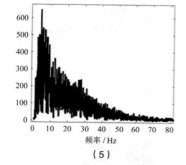

（5）

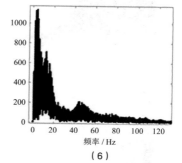

（6）

六名健康人的脉搏信号频谱

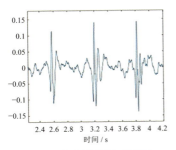

肺癌患者脉搏信号时域图

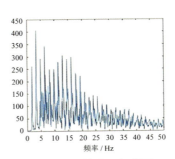

肺癌患者脉搏信号频谱图

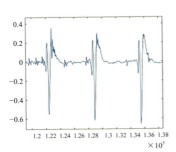

肺栓塞患者脉搏信号时域图

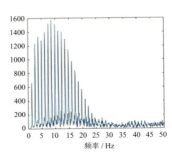

肺栓塞患者脉搏信号频谱图

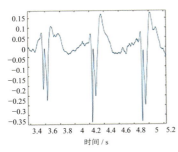

肺气肿患者脉搏信号时域图

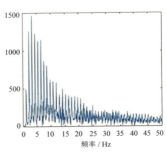

肺气肿患者脉搏信号频谱图

我们发现，不同的病人是有不同的特点的，这些特点代表什么意义，还需要更大数据的分析。只要是有区别，就好办。

这些工作都是疫情之前做的，是与中国海洋大学的高大治教授和他的学生们合作进行的，此致感谢。写本书的目的就是把这个设想公诸于世，期待有志于此者，响应国家号召，共同为中医科学化做出贡献。

第十五章

中西医结合的桥梁

导　语

　　"经络是条等频线"的理论如能得以证实，就可以研制感知人体共振频率的设备，利用这个设备，检测一个人的身体共振状态，评价健康状况，诊断疾病，相当于有经验的老中医诊病，真正建立起中西医结合的桥梁。

　　动物有许多特异的功能，例如狗的嗅觉异常灵敏。但是人类中的调酒师经过训练，也能辨别超过两万种的味道；真正的中医师，经过潜心练习，一定也会具备感知脉搏振动的微弱差别。这不是常人所能理解的。弦脉、浮脉、滑脉，不同的脉象包含的信息不同，很可能就是振动频谱的差别。

　　我们单纯通过听声音，也能分辨出几十位熟悉的人，但要讲出每个人的声音特点，却有难度。中医师很可能就是通过手指"听"病人的脉搏音，以此判断病人的身体状态，达到诊病的目的。这也算不上特异功能。我有个朋友，研究佛教，也研究音响，他的听力特别灵敏，甚至能听出音响用的电是火力发的电还是水力发的电。

这不仅需要灵敏的听力，还需要极安静的心。其实我们每个人都有这个本领，只不过经不住世间浮躁的诱惑，做不到"淫邪不能惑其心"，被搅乱了。

好的中医师就是这样一种人，"不为浮华遮望眼"，潜心体会，通过灵敏的手指，用一颗宁静的心，体会病人体内的共振状态。

这种感觉难以言传，"指下了了，心中难明"，也无法用文字记录下来。"得之于手，应之于心，口不能言，有数存焉"。

古人"口不能言"，但现代物理技术的发展日新月异，应该可以把这种"只可意会，不可言传"感觉用仪器呈现出来，这样诊断疾病就简单了。当我们测量完血压的时候，一张关于脉搏声音的频谱报告同时也出来了，或许上面的提示与当年扁鹊脉诊得出的结论相差无几。一台台设备，就是一个个"神医"。

但前提是要证实"经络是条等频线"的理论，有了正确的理论指导才能不走弯路。当下火得"发炎"的人工智能（AI），其深度学习技术尤其神奇。给计算机大模型若干指纹图像，经过识别，就知道其共同点。具体怎么识别的，还是个"黑箱子"，人们并不知道具体的过程。但不影响人们觉得这很"科学"。奇怪的是，老中医摸脉得出的结论，也不知道具体的过程，"指下了了，心中难明"，为什么就成了"伪科学"了呢？

零磁医学

当前有一门新的医学——"零磁医学"，即屏蔽掉外界的一切电磁干扰，通过检测人体极微弱的磁场的变化，诊断疾病。齐鲁医院在这方面走在了全国的前列，建立了省重点实验室。如果能利用这套研究思路，检测人体的共振状态，互相配合，有可能会起到相得益彰的作用。我专门参观过这个实验室，目前只是测电磁信号，对声频信号还没有关注。

推荐 青岛 视频 财经 科技 热点 国际 更多

全国首个！山大齐鲁医院获批筹建零磁医学重点实验室

原创 2022-05-07 10:49 · 经济导报

经济导报记者 初磊 通讯员 崔子昂

近日，山东省科技厅发布通知，山东大学齐鲁医院申报的山东省零磁医学重点实验室获批筹建。这是齐鲁医院第一个医工交叉方向山东省重点实验室，也是国内第一个省级以上零磁医学科研平台，是该院医工交叉领域平台建设工作的重大突破。

实验室依托齐鲁医院与杭州极弱磁场重大科技基础设施研究院建立的零磁医学联合研究中心，由房建成院士、张运院士担任首席科学家，由陈玉国教授担任实验室主任。

具体应用设想

如果能检测人体的振动能量，也就是"气场"，不仅能判断疾病，还可以判断两个人是不是合得来，能不能结婚。所谓的"一见钟情"，其实是两个人的频率有了共振。一对夫妻，相处日久，气场会互补，一强一弱，一阴一阳，和谐共处，这是"和"。如果二者的气场是一个方向，是"同"，而不是"和"，你强我更强，就难相处了。故"君子和而不同，小人同而不和"。

另外，我们还可研究一种探测恐怖气场的设备，在机场、火车站等场合，可以快速发现居心不良的"恐怖分子"，因为充满杀气的人，表现出来的气场一定有其特点。狗见了"杀猪匠"就躲着走，就是因为杀猪匠身上有一种特殊的气场，狗能看出来，我们凭借现代的设备仪器，理论上应该也能看出来（这方面我们不信还不如狗）。

此灵感源自中医理论，再利用现代技术进行验证，这有可能改变目前对血液循环理论、高血压病、缺血性疾病等的认识，改变我们的临床思维和行为，为制造新的仪器提供理论基础。如：在膻中穴安放一振动源，施加不同频率的振动能量，就可能明显地改善躯体的血供，排除郁闷之气。想增强哪个经络的功能，就增大其对应的频率；在颈动脉处施加一合适的振动能量，可有效疏通脑血管，治疗脑血栓等。

"未解之谜"不再谜

利用这个理论，还可能解释当前的好多个"未解之谜"，如：

1. 唇裂的成因

唇裂又称兔唇，是一种常见的发育畸形。我曾经与一位国内顶级的唇裂修复专家在一起，问到关于这种畸形的成因，回答说并不明确，有遗传因素，也有病毒感染的可能。

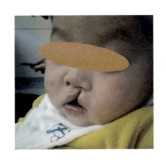

但是我想，是不是有这样一种可能性：

唇裂都是发生在人中部位，也就是任督二脉交汇的地方，我们平时抢救时按压人中，也是有"打通任督二脉"的意思。如果在胚胎发育的过程中，孕妇或胎儿的任督二脉不通，二者衔接不利，很可能就会形成兔唇。

在孕期，通过检测这两条脉的频率，是不是可以预测兔唇形成的可能？

2.跨物种器官移植

猪心和人的大小接近，又经过了基因编辑等高大上的操作，为什么还是不容易移植成功呢？报道中提及的原因有病毒、排异等，这种可能性并不大，这颗万众瞩目的猪心，怎么会感染病毒呢？ 我想很可能是共振频率的问题。猪的经络毕竟与人的差别太大，其共振频率不同，相当于把唢呐的口嘴安在萨克斯上，怎么能合适呢？

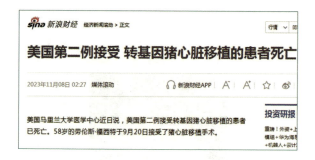

有一位老人家移植了一位年轻人的心脏，心态就变得年轻起来，开始喜欢红色的衣服，这很可能就是心脏的频率决定的。如果通过改变一下血管的形状，改变猪心的共振频率，是不是就可以长期存活了呢？如果让五脏六腑都适应了猪心的频率，这个人会不会发出猪的叫声？喜欢趴着走路了？这真让人好奇。

猪心安在人身上，不能持久，但猪肾安在人身上，我觉得成功的概率要大很多，因为肾只是接收信号，并不改变全身的频率。

美国医生成功将经过基因编辑的猪肾移植到重病患者体内

金融界
2024-03-21 23:40 北京...

关注

医生们成功将一个经过基因编辑的猪肾移植到一名重病男子体内，朝着利用动物来缓解移植器官严重短缺问题迈出了新一步。

根据马萨诸塞州总医院的一份声明，这位62岁的患者3月16日进行了长达四个小时的移植

2024 年 3 月 16 日，美国医生把一颗猪肾安在了一位 62 岁男子体内，目前已出院休养，希望能长期存活，同时佐证我的推论。

3. 闹心的起搏器

有个人查体时发现自己心率只有 40 多次，于是听从医生的建议，安了心脏起搏器，保证每分钟至少跳 60 次，这样就符合"科学"了。

但此后，他的精神状态就不对了，精力变差，工作效率低下，本来是单位里很精干的中层领导，安装起搏器后，不得不休长期病假。

我想，这可能也是人为改变了身体的固有频率导致的。

4. 灵异事件

有一个报道：一家人开车回老家，按照常规要把狗狗带上，但这天狗狗说啥也不上车，只好把狗独自留在家里。结果路上出了严重的车祸。

灵异吗？未必。或许这只狗看到主人今天情绪不对，气场与以前不一样，怕主人发脾气，就不敢上车。带着这种情绪开车，当然容易出车祸了。

中国传统医学中关于"五音对五脏""气行则血行"的理论，世代传承，定有其道理。脉搏的声音频谱有可能是研究这种机理的突破口，所以有必要对血流中的声频共振做深入的研究。期待能够在解释中医"气脉"和"经络"的概念上做一些探索，让"气脉"和"经络"能看得见、摸得着，这可能并不玄虚，完全可以量化分析，以此建立起中西医结合的桥梁，有利于中医的推广，并为新的诊断设备的研发提供理论依据。

经过疫情，国家对中医空前地重视，**"用现代科学技术解读中医药学原理，走中西医结合的道路"**，这是国家战略。本书所阐释的内容正是顺应这股潮流，这需要流体物理学、声学、中医学、人工智能等领域的专业人员合作，凝聚一批有志于此者，告别浮躁，潜心攻关，相信一定会有突破。

第二部分

中医"阴阳"的本质

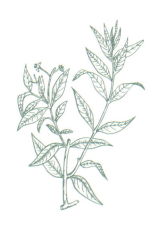

第十六章

阴阳的定义

导 语 ......

　　两人聊天，如果我说的张三和你说的张三不是一个人，那就很难继续了。

　　同样的道理，讨论中医，先要有一个统一的框架，就是定义要清楚。关于阴阳的定义在千百年的传承中走了样，有的几乎是弄颠倒了，"欲辨其理，先明定义"，这可是讲解一个道理的大前提。

　　本篇就是梳理阴阳的定义的。

......

　　欲学中医，先辨阴阳。如果我说的"阴阳"和你说的"阴阳"的定义不一样，就没法讨论了。所以，任何一门学科的探讨，前提是定义要统一。

　　在《素问·阴阳应象大论》中说：

　　"阴阳者，天地之道也，万物之纲纪，变化之父母，生杀之本始，神明之府也。"

看来阴阳主宰着世间的万物，但是，现在中医关于阴阳的定义并不清晰。那么何谓阴阳？

在第九版《中医基础理论》教材（第30页）中提到：

"一般来说，凡是运动的、外向的、上升的、弥散的、温热的、明亮的、兴奋的都属于阳；

相对静止的、内守的、下降的、凝聚的、寒冷的、晦暗的、抑制的都属于阴。"

如果落实到人体：

"脏在内属阴而腑在外为阳，精宁静属阴而气运动属阳，营气内守属阴而卫气外向属阳，寒凉性病证属阴而温热性病证属阳等等。"

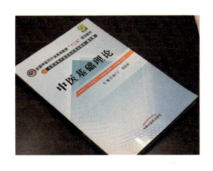

这些表述让人摸不着头脑，如果"外向的、上升的、弥散的、温热的"就定义为阳，那么一个人趴着的时候，背为阳，腹为阴，当仰卧过来的时候，就成了背为阴，腹为阳了吗？这样区分阴阳不免带有主观因素，不利于阴阳理论体系的建立。

其实在《黄帝内经》中，阴阳的概念非常明确：

"阴在内，阳之守也；阳在外，阴之使也。"（素问·阴阳应象大论篇第五）

"岐伯曰：外者为阳，内者为阴。"（素问·阴阳离合论篇第六）

所以"阴、阳"的定义非常简单而明确，那就是指"内、外"的关系：所有向内的、摄入的、挣钱的都是阳，相当于丈夫在外打工，是"乾"道；而散失的、向外的、花钱的都是阴，相当于妻子守家，是"坤"道。

五藏属阴，是因为"五藏者藏精气而不泻"，肝、心、脾、肺、肾是在家储藏精气的，是守家的；而六腑属阳，"六腑者传化物而不藏"，像胃、肠、胆等是吸收食物精华，把吸收来的营养成分老老实实地交给脾脏储存起来，是在外挣钱的，而不是"脏在内属阴而腑在外为阳"。

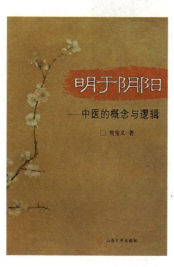

千百年来，阴阳的概念并不清晰，有时竟然是相反的。由于概念的不统一，在交流起来就容易产生歧义，对此，刘宝义先生在《明于阴阳》一书中，对阴阳的概念做了"拨乱反正"。

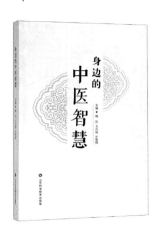

我在《身边的中医智慧》一书中，也讲过阴阳的道理，编辑在审稿的过程，也对此有过疑问：是不是把阴阳弄反了？我反复解释，正是因为大家对阴阳概念的模糊，才有写这本书的必要。可见，对阴阳概念的混淆是一个普遍现象。

阴是体内积攒的各种物质，阳是来保卫这些物质的。"阴胜过阳"是指体内物质散失的比得到的多，即挣钱少，花钱多；"阳胜过阴"则是指得到的比失去的多，即挣得多，花得少。

我们喝水、吃饭都是阳的行为，喝茶时的啜饮，是一种吸的动作，是在补气。即使是打鼾，也是在用力向里吸气，也是补气。如果没有呼吸睡眠暂停的话，这样打着呼噜睡一夜，也会睡得香，第二天会特别精神。即使在英语中，"睡得香"也会译成"sleep soundly"。有人说，吸烟也有补气的作用，道理就是从这里来的（当然，吸入尼古丁有毒，不建议吸烟）。

而出汗、运动、排尿、排便都是向外发散的，都是阴的行为。如果是"运动的、外向的、温热的属阳，寒冷的、晦暗的都属于阴"，则无法对经典进行注释。恰恰相反，"冷能助阳"而"热则散阴"，天冷的时候，皮肤收紧，减少散热。小孩子阳气旺，表现之一就是皮肤凉凉的，守得住。而热的时候，出汗多，心率快，代谢加强，是散阴的表现。正常人，晚上的体温比上午要高出大约 1℃，就是因为上午阳气旺，守得住。到了傍晚，阳气消耗了一天，守不紧了，体温升高，人也该睡觉了。感染新冠后，好多人都有午后低热、乏力、出汗的后遗症，就是因为病毒破坏的一个人的阳气。

冬天里，有的人一直手脚温暖，未必是好事，哪有那么多的能量散失？老百姓认为要想睡得好，就要"屋冷炕热"，屋里冷是助阳的，让皮肤收紧，炕热是助阴的，增加能量。阴阳平衡，睡觉舒服。现在有了暖气，屋里很热，床铺和室温一样，就缺少了这种阴阳的互动。

人体就是一个"皮囊"，你可以把人体看成是一个篮球，外面的牛皮就是阳，里面的气体是阴。健康的人，把气充得满满的，"阴阳俱紧"，谓之"精充气足"，精气神爆表，精力充沛，工作效率极高。

如果在篮球上扎一小眼，不停地漏气，这个篮球很快就弹不起来了。有的人经常出虚汗，懒洋洋的没精神，就是这个原理。

一个人能吃能喝，这是阳的行为，但根据能量守恒定律，又在不停地出汗，散热，这又是阴的行为。当下的社会是营养物质丰富的年代，人们不由自主地就会"吃撑了"，所以导致"太阴病"居多。

南方人出汗多，他们就会经常煲鸭汤，以滋补阴液。但如果没有补充，平时经常处在汗滋滋的状态，散得太多，那人就会没有精神。

胖子有两种，一种是精力充沛，活力四射，和"蹦豆子"一样，停不下来，这是健康的胖；相当于充满气的篮球。而有的胖子无精打采，好出汗，这是虚胖；相当于不停撒气的篮球。

所以，阴阳的定义就是指一个内外关系，与"向上的、明亮的、静止的，抑制的"没有半点关系。

第十七章

人体的阴阳

导 语

　　天地轮回，阴阳转换，万物皆顺从。人生天地间，岂能不受其影响？

　　有个人每天跑五公里，我就提醒说："冬天最好不要再跑了"。他说："季节这点影响可以忽略不计"。看来三观不同，没必要继续交流了。这人还号称是华裔科学家。

　　那么天地阴阳是如何影响人体的呢？

　　阴阳是"天地之道也，万物之纲纪"，不管是宏观还是微观，阴阳在每个角落都会有体现。

　　女主内，代表阴，管花钱；男主外，代表阳，管挣钱。不管挣钱多少，只要收支平衡，这个家庭就是健康的；挣多花少，和花的多挣的少，都会阴阳失衡，出问题。

　　国王居于宫中，代表阴；将士在外，保家卫国，代表阳。军队强大，则人民安居乐业，国富民强。

蜂王主内，代表阴；工蜂主外，代表阳。工蜂工作努力，蜂王就会有充足的食物，"阳生阴长"。

太阳在外，带动地温的变化，是阳，是乾道；地球被动吸收能量，缓慢释放，是阴，是坤道。世间万物身处其中，自然也就模仿了这种阴阳消长的变化。

所以，肝、心、脾、肺、肾五脏是守家的，属阴；一个人的"六腑"，胃、大小肠、胆、膀胱、三焦，是吸收营养，排泄垃圾的，最终是把得到的营养恭恭敬敬地交给"五脏"。所以，在外忙活的"六腑"，就属阳。

我们常说的"养阴"和"养阳"还不一样。一个人养阴，相当于给车加油，增加储备，让肝、心、脾、肺、肾变得充盈饱满；而养阳，即增加阳气，则是指守卫这些油料，并能让这些油有充分燃烧的能力。

阴盛的人，一般比较胖，如果阳气也旺（阳盛），就会精充气足，活力旺盛，这种胖不需要减肥；如果空有一身肥肉，阳气太弱（阳虚），燃烧不动，不能提供动力，这种人动辄气喘，出汗多，就是虚胖，当前这种情况很多见。

所谓"阴虚"，就是脾胃功能差，营养吸收不好，体内的"精"不足，体质瘦弱；而"阳虚"，则是"气"不足，不能把体内的物质充分燃烧，转化成能量，或者不停地出汗，流脓流水，丢失能量。中医的道理很简单，就是

"炼精化气，炼气化神"，最终的目的是转化成"神"。阳虚就是化的能力不足。

阴虚，相当于空调的氟利昂不足；阳虚，则是空调的管路在不停漏氟利昂，或者电压不足，运转不起来。

我们常说的"舍得"，"舍"是阴，"得"是阳。得失之间，反映了一个人的心态。老年人一般脾虚，所以喜欢收集东西，再旧的东西也不舍得扔掉。

秋天其实是养阳的季节。"秋三月之病，三阳俱起，不治自已"，有些阳虚的病到了秋天，就自然好了。

这是因为秋天，天气转凉，皮肤收紧，散失减少，气血向内脏转移，人的胃口也好起来，开始"贴秋膘"，合成的大于分解的，阳的能力大于阴的能力，挣的比花的多起来，即"阳胜过阴"。故"三阳俱起"。

所以《中藏经》里说的"秋首养阳"是对的，而不是"秋冬养阴"。并且秋天也是生发的季节，想长头发的人，别错过了这个季节。长毛发也是加强阳气的过程，动物也如此。

第十八章

天地中的阴阳

导　语

　　天地运行不止，"藏德不止，故不下也"。泰卦是上为地，下为天，这样才能循环交流，是好卦。而否卦则是上为天，下为地，各安其所，交流就少。

　　人体也是如此，阴阳俱紧，互相"顶牛"，如同充满气的篮球，就显得健康精神。

　　天为阳，地为阴，当上为地，下为天的时候，才会"天地气交"，上下不断地交流，这世界才会充满生机，这就是"泰卦"；如果上为天，下为地，则是"否卦"，如沙漠之地，天无阴气而没有降水，阴阳不交，故草木不生。

　　春天，太阳的光照是阳，大地储存的热量是阴。春天的时候，太阳光的入射量渐渐增多，地气上升，大地的"阴"跟着太阳的"阳"开始变暖起来，即"阳生阴长"。此时，阳少阴更少，故春天谓之"少阳"。

127

而夏天时太阳光照强，大地散热也多，阳多阴不少，夏天属"太阳"。

而到了秋天，太阳的入射量减少，但大地散热量由于惯性，并没有减下来，阴多阳不少，故秋天属"太阴"。同样的气温18℃，春天感觉是温暖的，而秋天感觉则是凉爽的。

到了冬天，太阳的光照能量降到了低点，大地依靠仅存的一点热量维持着，此时阴少，阳更少，谓之"少阴"。

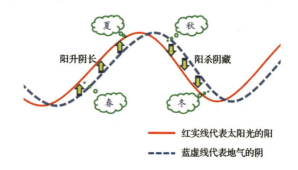

红实线代表太阳光的阳
蓝虚线代表地气的阴

所以，从一年的四季来看，大地的"阴"总是跟在太阳光照的"阳"的后面，"阳生阴长，阳杀阴藏"。阳总是主动的，阴是被动的，虽然慢了半拍，还是努力保持着平衡。

秋天养阴还是养阳？

"法于阴阳，和于天地"，这个"和"是很有学问的，而不是"同"。

当春天太阳入射量增多，大地开始变暖的时候，人的皮肤开泄；到了夏天，出汗多，吃得少，体重下降。按照出为阴，入为阳的原理，出得多，入得少，是"阴胜过阳"的状态。

到了秋天，天气转凉，皮肤收紧，胃口也好起来，开始"贴秋膘"了，此时"阳胜过阴"，慢慢积攒体力。冬天休养生息，蓄势待发，等来年春天开始下一个绚烂的轮回。所以阴和阳往往是同步升，同步降，只是谁多谁少，谁"胜过"谁的问题。"阳升阴长"，阴是随着阳的变化被动消长的。所以阳是主动的，秋天养阳，实际也是养阴的过程。秋天是往家搬运果实的时间，入多出少，当然是"阳胜过阴"的过程。

到了秋天，老天爷消停了，人就抓紧时间积攒能量。慢慢地皮肤收紧，别折腾了，吃得多，消耗得少，故谓之"秋首养阳"。如果秋天阳气不旺，总是出汗漏泄，怎么能"贴秋膘"呢？这是华佗《中藏经》里讲的，比较可信。而《黄帝内经》中讲"所以圣人春夏养阳，秋冬养阴，以从其根"。这是为什么？

据刘宝义先生考证，这句话是后人传抄的过程中，抄到这里，一时兴起所加注的内容，却加错了。并且"所以圣人……"这种句式在汉代是没有的。

即使原文有这句话，也可能是后人的误传，想当然地认为"春夏养阳，秋冬养阴"的人太多了，自古至今都不缺。

再说一个证据，古人写文章讲究押韵：

"夫四时阴阳者，万物之根本也。

所以圣人春夏养阳，

秋冬养阴，以从其根；

故与万物沉浮于生长之门。

逆其根则伐其本，坏其真矣。"

如果把"养阳"和"养阴"换过来，这样"根本""养阴""其根""之门""其真"，这几个词读起来就押韵了，符合古人的风格。

在这篇《四气调神大论》的最后，"夫病已成而后药之，乱已成而后治之，譬犹渴而穿井，斗而铸锥，不亦晚乎？"仔细想想，这也应是后人加的，汉代的人微言大义，不会画蛇添足般发一通感慨的，后来的人才有这个习惯。

中华文明传承数千年，我们还能看懂，已经很不容易了，不像古埃及、古巴比伦、古印度文明，或许他们也有类似于《黄帝内经》的文献，但已消失，即使从地下挖出来一本，也已看不懂了。我们还能看懂古人的思想，实乃幸事。其中有些传抄时的错误，也不奇怪。

说不定将来某一天，考古界挖出一古本《黄帝内经》来，可能就不会有那些多余的内容了。

第十九章

势的奥妙

导　语

　　一辆汽车爬上高坡，就有了自动滑下来的能量。这是一种势能，可以转换成冲下来的动能。一张拉满的弓，箭在弦上，引而不发，就会起威慑作用，这也是蓄起来的势。蓄积势能与释放势能，也是一种阴阳对立关系。

　　我们常说，有的人家很有"势力"，有的国家很"强势"，就是指有蓄积起来的能量，能随时释放。可能有硬的后台，有发达的肌肉，或拥有致命的武器。

　　生活中也经常有这种势，早上没有吃饭，中午也没有吃，晚上的饥饿感就是一种势。我们要学会慢慢地释放，利用这种饥饿的感觉体验美味，体验生活的美好，而不是急火火地填饱了肚子。此时，狼吞虎咽地填饱肚子，就相当于让汽车快速地冲下来，既损伤了汽车，又磨坏了刹车片。好可惜！

滑雪时也是如此，好不容易上到山顶，就要慢慢滑下来，体验滑雪的乐趣。如果迅速地滑到底，"过把瘾就死"，既危险，又浪费了这次势能。

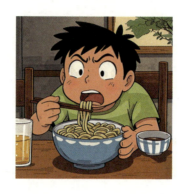

我在门诊上经常遇到吃饭很急的人，还自认为这是做事麻利的象征，是引以为豪的好事。可能从领导角度看，喜欢这种效率高的做法，但从我医生治病救人的角度看，这种行为不值得提倡。

人们都知道享受的是过程，而不是结果，仍然急火火地把肚子填满。吃饭快不仅会对胃造成伤害，更重要的是这反映了一种"燥"的心态，现在的许多疾病都是由心态造成的，无形的情绪可以带来有形的肿块，这就是道家讲的"无中生有"。我们吃的不是饭，而是借吃饭这个过程，调节一天的节奏，也调节自己的心态。心平气和地把饭吃好了，接下来的工作也会有条不紊。

仔细想想，这种势其实就是"阴阳"关系，在自然界中无处不在，"阴阳者，天地之道也，万物之纲纪"。天为阳，地为阴，如果地在上面，天在下面，这是天地之间蓄积起来的最大的势，"天地气交"，是充满生机活力的"泰卦"；相反的就是上为天，下为地，是代表平庸的"否卦"。

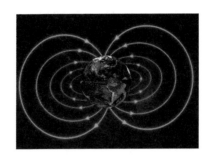

地球有阴阳极，人是自然界的产物，怎么能离开这个阴阳体系呢？

从天体到原子，从宏观到微观，势无处不在。细胞的动作电位也是一种"势"。正是由于细胞膜内外的 Na^+，K^+，Ca^{2+} 离子的变化，制造了细胞膜内外 90～130mV 的电压差，通过这种电位的除极与复极化，构成了细胞的生命活动，于是有了心脏的跳动、肌肉的收缩、神经的传导。所以，有了细胞内外电压的势的变化，自然界的万物才充满了生机活力。我们常用的极化液，就是为了促进钾离子内流，以利于建立这种势能差。

磁铁的磁力也是一种势，正负极相当于阴阳，正负之间的差越大，磁力越强，阴阳俱盛，越有活力。落实到人体就是该热的地方要热（小腹），该凉的地方要凉（睾丸）；该酸的地方要酸（胃），该碱的地方要碱（小肠、前列腺）。这种差距拉大，才会充满生机，是健康的表现。这种差距太小，相当于磁力弱，是平庸之辈。

　　如果在身体的某个地方，酸性加强，在另一个地方，就应该有一块地方呈碱性，对之对应。胃液是酸性的，小肠液是碱性的，食物在经过胃的时候，先经过酸的洗礼，再经过碱液的浸泡，食物变得容易吸收，除了幽门螺杆菌，一般的微生物都被清除掉了。如果这个势能差太强了，就会患胃炎、胃溃疡；如果太弱了，消化能力下降，许多细菌就会顺利进入肠道中，带来疾病，所以我们应用质子泵抑制剂后，胃酸是减少了，也会带来其他的问题。

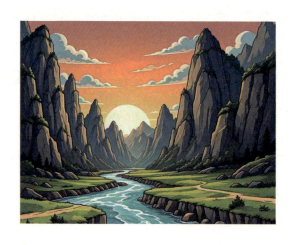

"山有多高，水有多深"，阴阳对冲，正负相抵，总是平衡的。一种药物没有副作用，往往正作用也不大。"药不瞑眩，厥疾弗瘳"，意思是如果药物不能让人摇摇晃晃、头晕目眩，一些顽固性疾病就不会好。

还有一种"势"，是蓄积起来的渴望。20世纪60年代，古琴大师李家安特别渴望能听梅兰芳的戏，但那个年代并不容易，后来"文革"期间抄家，他从学校堆积如山的垃圾中发现了一张梅兰芳的唱碟，如获至宝，找了个唱机关上门听，虽然不是京戏，而是昆曲，但那天籁般的声音直接就把他融化了。现在的李家安不仅是古琴大师，也是南京昆曲研究会的理事。

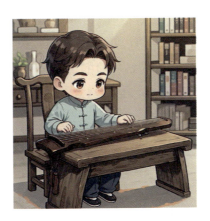

只有拉满的弓及时释放，才能命中靶心。李家安多年来蓄积在心里对艺术的渴望，在那一刻得到了释放，成就了后来的艺术大师。现在可能很少会有这种情形了，孩子们产生了某种渴望，立即就能从网上搜到、淘宝上买到，得到满足，所以这张渴望的弓总是拉不满，蓄不起足够的势能，无法达到产生大师的能量。

但是，孩子们有了某种渴望，例如有学习二胡、素描的愿望，但是在中考、高考、考研、考博的洪流中无暇释放，"等到花儿都谢了"，弓弦老化，箭头落地，最终也会一事无成。

聪明的老师不需要教孩子多少知识，只需要把孩子对知识的渴望这个"势"蓄积起来，再找个恰当的时机释放，这就足够了，相信一定能转变成匪夷所思的动能，一不小心就会培养出大师来。

"日日思君不见君"也是一种势，只是现在有了微信，随时释放这种思念之情，也难以蓄积起那种刻骨铭心的思念，即使有，也是无病呻吟的造作。

"居安思危"的另一种解释是"安逸久了，就想找点刺激的事情做"，看来人们潜意识里就有制造"势"的愿望。

蓄势这种把戏在文学作品中更是常见，作家余华就把这个把戏玩得很娴熟。他一般是先把小说中的人物描述得很完美，随后再生生地毁掉，于是悲剧就诞生了。这其实就是蓄积了一种势，如同房顶的一盆水，"哗"地放掉，落差越大，悲剧效果越好。许多的电视剧都是反复在套用这个公式，就能把观众牢牢地吸引住，屡试不爽。

一部电影，有正面人物，有反面人物，这样才能情节丰富、引人入胜。生活中，也不应光有好人，我们也要感谢给我们制造麻烦的"坏人"，让我们的生活不那么平淡。

周末之所以美好，是因为连续工作了五天；假期之所以让人期待，是因为一学期紧张的学习；中考、高考结束了，更是要慢慢释放这三年积攒起来的压抑，这就是生活的节奏，活着的乐趣。

很多人不知道制造和利用这种势，生活中就少了起伏跌宕，这很可能是抑郁症产生的原因之一。当一个人处在饥寒交迫的困境中的时候，会激发起强烈的求生欲望，哪还有时间抑郁？当我们有了饥饿的感觉，就要用来好好地享受美味，这也就是"活在当下"，切不可草草吃饱，那样太可惜了。

天地自然，本身就有势的蓄积和释放的过程。一天当中有白天和晚上，一月当中有月圆月缺，一年当中有四季变换，三十年河东又河西，六十年一轮回。在《推背图》的作者李淳风和袁天罡看来，数千年的历史也是在按照周易的顺序演变着。我的中医导师陶凯教授经常说，人在自然界中是渺小的，能顺应自然界中的各种势，到什么山唱什么歌，到什么样的季节就做什么样的事，这样就不容易得病，不能和大自然对着干。

"分久必合，合久必分"，人生就是一个蓄积势、释放势的过程。势能差越大，阴阳的结合就越紧密，生活就越有滋味。

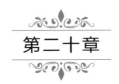

第二十章

生活中的阴阳

导 语

只要留意，生活中处处都有阴阳的存在。我们身体中的阴离子和阳离子一定是相等的，多一个少一个都不行。

"人生该吃的苦，该走的弯路，一样也不会少"，这勺鸡汤也说明了一个阴阳的道理。年少时多吃点苦，以后的人生就顺利了，都是早晚的事。印度"苦行僧"的出发点就是"现在多吃苦，日后多享福"。

生活中还有哪些阴阳的体现呢？

只要承认天地万物皆有阴阳的属性，这些事情就好理解了。磁铁有了正极才会有负极；有了敌人，才把朋友显示出来；"西医"进入中国，才有了"中医"的称谓。

我们向往天下一统的局面，没有战争，没有冲突，人民安居乐业的理想社会，但实际上如果全世界真正成为了一个国家，那么内部又会分成至少两个派别，阴阳对立，有人的地方，就要分出个三六九等来。有人的地方就有江湖。我们只要"美好"，不要"苦难"，这只是一厢情愿。

看透这一点，我们就没有必要对中东局势、俄乌打架，邻里之争、拉帮结派感到奇怪了，为此生气耗神更不值得。

阴阳就是一种相互对立的关系，世上万物需要有这种"顶牛"、对抗的力量，缺一不可。只有这样，这个世界才会充满生机活力，进化起来才有劲。

我们看到新狮王赶走了老狮王，残忍地杀死了幼狮，我们也没有义愤填膺，出手干预；那么看到中东乱局，有什么好生气的？怪就怪在有些大国瞎掺和，拉偏架。要不然早就形成一种力量平衡，相安无事了。所以，我国的"不干涉内政"政策是多么的高明。

任何一个化学分子式，都由阴阳离子构成。如 NaCl 由 Na^+、Cl^- 两种离子组成，NaH_2PO_4 则由三个阳离子（Na^+、H^+、H^+）和一个三价的阴离子（PO_4^{3-}）组成。所有的分子，阴阳离子的数量一定是相等的。如同磁铁，阴极和阳极谁也离不开谁。一部电影，有好人，有坏人，这样情节才能演绎得下去。王小波有句话说得好：世界上最牢固的婚姻是虐待狂遇到了受虐狂。

"我们的强大，是和敌人的强大成正比的""兔子的速度是由狐狸的速度决定的"。所以说，阴阳就是一种可产生相互作用的"关系"，是一门"关系学"。

我们要感谢我们的敌人，我们的对手，是他们的存在，才有我们的存在。所谓"生于忧患，死于安乐"。我们也没有必要抱怨有人素质低下，正是他们，才显得我们还算高尚。跑第一名的最需要感谢是的第二名。老子更是看得透，"故必贵而以贱为本，必高而以下为基。"

血管很结实，这是阳；心脏有力量，这是阴，二者的相互"较劲"，产生了血压，这是维持一个人的生命最为基本的条件。缺了哪一个都不行，失衡了也不行。

我们规定了一方为阳，那么另一方就是阴。我们不用阴阳来表示，也可以用"正负、上下、矛盾"等来表示。落实在人体上，则用"向内"和"向外"来说明阴阳的对立关系较为妥帖。

这也是宋代的朱熹阴阳学说的基础，"这世间万物皆可分为阴阳"，包括阴阳对立、阴阳互根、阴阳消长和阴阳转化四个方面。

"阳生阴长，阳杀阴藏"。阴和阳大致是平衡的，如果二者相加，就会抵消为零。蛋黄是阳性的，而蛋清是阴性的，二者混匀了煎了吃，就比煮鸡蛋好消化；荔枝是热性的，容易上火，但是用荔枝壳泡水喝，就会平衡吃荔枝导致的上火；白面馒头是热性的，麸面则是中和

你咋还不信中医

142

这种热性的。

好多人喜欢"酸辣汤"和"毛血旺",却很少有人去想想这两道菜为什么会这么好吃？

先说"毛血旺"：

做毛血旺用的是鸭血。为什么不用猪血、鸡血呢？这是因为,鸭血是极为阴寒的。

一般来讲,水生的动物比陆生的要阴寒。在禽类中,水禽的寒性最大,所以鸭比鸡的寒性大,鸭蛋就比鸡蛋阴寒,所以鸭蛋适合腌了吃。

在鸭子身上,最为阴寒的是鸭脑子,其次就是鸭血了,第三才是鸭蛋。基本规律就是：越是宝贵的,越不容易消化,寒性就越大。

猪肉也是大抵如此,猪脑子是最为阴寒的,春天有人犯了癫狂病,即"桃花疯",可以用"猪脊髓一条"来治疗,脊髓和猪脑是一样的成分,都是最为宝贵的神经组织,吃了这种阴寒的食材,人就老实了。但是正常人吃了,则有可能阳痿、抑郁。猪身上其次阴寒的是猪血,再其次就是猪头肉、猪内脏了。所以,传统的吃猪头肉的方法是喝着二锅头吃,而且还要拌上蒜泥,以中和其寒性。而我们现代人一边吃猪头肉,一边喝着凉啤酒,吃着海鲜,喝着绿茶,寒上加寒,这简直是在跑步奔向医院抢救室的节奏。按这个原则来推测,猪的生殖器部分，也应该是最为阴寒的。

既然猪血也是寒性的，为什么做毛血旺不用猪血呢？这是因为，猪血虽是寒性的，但远不及鸭血。

这道经典川菜既然用了大量的鸭血，就要用到大量的热性的麻辣来中和，所以，这道菜看上去，会有一层红红的辣椒油，也显得喜庆。

重点来了：极其阴寒的鸭血与极其热性的花椒、辣椒放在一起，阴阳相和，相互抵消，不会把人吃偏。在这种大起大落中，我们的味蕾得到了满足。

这就如同看电影，大喜大悲的情节最为吸引人；人生中，得之不易的胜利，最值得珍惜和回味。工作中，优点很多、缺点也不少的员工，个性鲜明，值得利用。生活中，有张有弛、有喜有忧的日子最为充实。这种落差越大，生活越有滋味。

想不到，"一道毛血旺，其中有阴阳"。

再说说"酸辣汤"：

酸主收敛，辣主发散，相互制约，阴阳相和。这其中的阴阳对立，也是一种势能，蕴含着势的奥妙。

这和"毛血旺"有异曲同工之妙。这里的"阴阳相和"，并不是单纯的结合、中和，而是"相互呼应"。

"君子和而不同，小人同而不和"，君子有阴有阳，各不相同，但能互相欣赏，你唱高音，我唱低音，你是正极,我是负极,相互吸引,这就是君子。小人则不然,"同而不和",你是酸的,我也是酸的,你是辣的,我也是辣的;溜须拍马,从来不会提反对意见。

我们上中学的时候,用酸碱进行中和滴定试验,当酸碱物质的量相等,pH 值 =7 的时候,就是中和状态。

在做"酸辣汤"的时候,酸的当量与辣的当量相等的时候,才算恰到火候,是最好吃的。遗憾的是,我们却没有一种设备来检测"酸"和"辣"的当量是不是匹配得正好。这就要考验大厨的手艺了,所以,相同的食材,不同的厨师做出来的口味不一样,其实就是差那么一点点火候。

知道了这个道理,再做酸辣汤的时候,就有了理论指导。

物理学中的"暗物质"理论一直没有定论,到现在还争得不可开交。如果按照阴阳的理论,有"明物质",就一定会有"暗物质"与之平衡。即使我们看不见,冥冥之中也会知道其存在。

生活中的阴阳道理,如同能量守恒定律一样,无处不在。也如同万有引力定律、相对论一样,只是无法用一个公式描述出来。

所以,"有了阴阳,才有这个世界"。

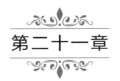

第二十一章

疾病与阴阳

导　语 --

"善言天者，必有验于人；善言古者，必有合于今。"
说了半天阴阳，最终还是要落实到人体和疾病上，接下
来讲讲阴阳与疾病。

通过前面的讲解，我们知道健康的人体就是一个阴
阳平衡体，即"守"和"散"的能力的平衡。平衡被打破，
人就会生病。那么古人是如何判断人体阴阳状态的呢？

左脉和右脉，代表阳和阴。

有一个司空见惯的问题，却一直没有标准答案：左
右胳膊的血压为何不一样？

按照西医的理论，血管就是一个连通器，各处的血
压应该是一样的才对。有人讲，右侧离心脏近，更是无
稽之谈，实际上左侧离得更近些，腿上的血压还比胳膊
的高呢！

根据中医理论，再进一步解释就更玄了，右侧代表的是肺、脾、命门，而左侧的是肝、心、肾。

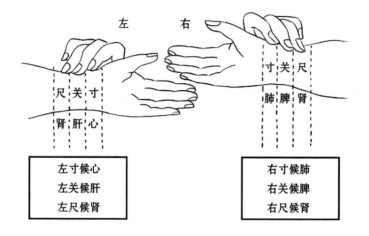

其实这也没有什么玄虚的，中医一直就认为右侧代表的是阴脉，左侧代表的是阳脉。我们常说的寸、关、尺，这是指右侧，其实左侧的寸脉的位置应该是"人迎"。即"左为人迎，右为寸口（气口）"（见《脉法赞》）。

通过两侧寸口与人迎脉的对比，就能大致判断出人的阴阳平衡状态。这是王叔和的理论，是一种几近失传的古脉法，简单，却很实用。

这在《内经》里说得很清楚：

"故人迎一盛，病在少阳，二盛病在太阳，三盛病在阳明，四盛已上为格阳。

寸口一盛，病在厥阴，二盛病在少阴，三盛病在太阴，四盛以上为关阴。

人迎与寸口俱盛四倍已上为关格，关格之脉赢，不能极于天地之精气，则死矣。"（《素问·六节藏象论》）

所以，两侧桡动脉的波动代表的是阴和阳的状态，细微的变化就能透露出身体的疾病信息。

许多人不理解，人迎本来是颈部的脉点，怎么就跑到左手腕了呢？于是认为王叔和的理论是错误的（能怀疑王叔和的理论的人，已经有一定的中医造诣了）。这其实是和主动脉弓的走行有关系的，内脏转位的人，就得反过来看待。这个原理在本书的第一部分已讲过了。

所有的病都是阴阳失衡的结果。

著名的中医师李可先生，是扶阳派的代表，善用附子，曾有人问过李可老先生，"如果这个世界上没有附子，您该怎么办？"李老先生回答，"如果这个世界上没有附子，也就没有附子需要治疗的疾病了。"

所以一个人得了一种疾病，在世界的某一个角落就会有一种中药，能治疗这种疾病，整个世界本来就是一个阴阳平衡体。

相传，在野外被毒蛇咬伤，七步之内必有解毒之药，这有点夸张，但说明世间万物相生相克，自有规律所在。

按照这个逻辑，教科书的所有的疾病都应该有其对立病，例如：高血压和低血压、甲状腺功能亢进和甲状腺功能减低、酸中毒和碱中毒等，但有些对应并不明显，例如肺气肿是一种肺组织凋亡过度的疾病，与之对应的很可能就是增生过度的肺纤维化。

但是像冠心病、慢性肾病、骨髓瘤、系统性红斑狼疮等有对立的病吗？人在进化的过程中，之所以没有把这些疾病完全甩掉，一定是和某种机制妥协的结果，只是我们还没有发现而已。

患了肺结核、阑尾炎，或许机体的一些免疫力得到了加强，从而不会再患其他某些疾病。例如，长期慢性咳嗽、咳痰的支气管扩张的病人，就不会患肺癌，这种病人如果没有大的并发症，可以很长寿，也就是老百姓说的"歪脖子树不倒"。我还从来没有见过一例湿性支气管扩张的病人同时又得肺癌的。"上帝为其关上一扇门，同时又为其打开一扇窗"，得失之间，关系微妙。

现在很少有人感染寄生虫了，但是几十年前，钩虫、蛔虫感染却是很常见的事情，人体准备了一整套对付寄生虫的机制，如嗜酸性粒细胞，IgE，现在却用不上了，这是不是一些免疫性疾病高发的原因呢？有些疑难病，吃点灭活的蛔虫卵是不是会有益呢？

我们消灭了天花，我一直就在想，人类既然和天花病毒相伴了千万年，一定形成了某种适应。突然少了天花的制约，是不是某些自身免疫性疾病就多了呢？

按照这个逻辑，我们就可以探寻许多疾病的发病原因，西医上的许多"综合征"往往原因不清，只好归因于遗传、免疫等，如果找一下对立病，或许就可明确病因，制订对策。这是一种"哲学"的观点，但是并不符合"科学"的思维。

脑子里有了阴阳的概念，就不会一根筋地走极端，任何事情、任何疾病，都有一个对立面在等着，保持着平衡。

第二十二章

阴阳即对立

导 语 ··

　　有了阴，才有阳，而且是对立的，并可以互相转化的。福和祸也是一种对立，"福兮祸之所伏，祸兮福之所依"。有了敌人，才有朋友，敌人称我们也是"敌人"。世上没有真正的好人与坏人，我们眼里的坏人，在其朋友圈里，也是好人。

　　如同磁铁，对立越强，结合越紧。有人说过，"世上最牢固的婚姻，莫过于虐待狂遇上了受虐狂"。

　　有了阴，才有阳，是对立的，而且阴阳是可以互相转化的。福和祸也是一种对立，"福兮祸之所伏，祸兮福之所依"。有了敌人，才有朋友，敌人称我们也是"敌人"。世上没有真正的好人与坏人，我们眼里的坏人，在他的朋友圈里，也是好人。

　　没有失败，也就体验不了胜利的喜悦；没有连续一周的紧张工作，也就没有周末的放松感觉。生活就是由这样的阴阳起伏波动构成的。往往是波动越大，体会越深，"山有多高，水有多深"。

想想这些，就没有必要为生活中的失败、挫折而苦恼，要想生活有意思，就离不开这些元素。一帆风顺的生活多没劲。聪明的人会感谢给我们制造麻烦的人，让我们的生活不那么平庸。猫要感谢老鼠，如果没有老鼠，猫－鼠的平衡就会被打破，最终会"兔死狗烹"。美国一定要找个"假想敌"才行，可能觉得一枝独大，"孤独求败"的感觉也不好受。三国时，诸葛亮派关羽驻守华容道，诸葛亮已预料到关羽会放了曹操，就是不想消灭曹操，否则，三国鼎立的局面就会失去平衡，孙权很快就会把刘备消灭。

阴阳也不是绝对的。冬天属阴，但冬天的中午又是"阴中之阳"，夏天属阳，但夏天的夜间则是"阳中之阴"。男人属阳，男性的睾丸处则温度要低，是"阳中之阴"；女人属阴，但女性的小腹不能凉着，否则就会生病，谓之"阴中之阳"。

没有阴就没有阳，没有男人，就没有必要创造"女人"。西医没有进入中国之前，也没有"中医"的提法。没有"敌人"，就没有必要划分"朋友"，并且一般来讲，"朋友"总是随着"敌人"的强大而强大。

这种对立关系在《道德经》更是比比皆是，通篇绕来绕去，就讲了一个"去彼取此"的阴阳对立关系：

"曲则全，枉则直，洼则盈，敝则新，少则得，多则惑"；

"圣人后其身而身先，外其身而身存"；

"有无相生，难易相成，长短相形，高下相盈，音声相和，前后相随，恒也"。

挣的多了花的多，挣的少了花的少，二者总是相伴相随，阴总是跟在阳的后面，慢半拍。阴阳最终是均衡的，否则世界就不会存在。如同磁铁的正负极，二者抵消后正好为零。

但人体毕竟不是磁铁，也不总是出入平衡。我们吃的多，消耗的少了，就会口舌生疮；吃的少，运动多，就会没有力气。这是最简单的道理，符合能量守恒定律。

把世界万物分成阴阳，只是简单的分类，还可以继续向下分。阴又可以分成"太阴"和"少阴"，阳又可分成"太阳"和"少阳"，称为"四象"，以应四季。这也是《易经》所讲的"太极生两仪，两仪生四象"，当然还可以继续向下分成八卦、六十四卦。

没有"阴阳"的对立，就没有自然界的生机；没有"阴阳"的抗衡，也没有人体的生理。今天我们讲的是人体阴阳，就是"内外"的关系。我们没有必要把"运动的、外向的、上升的、弥散的……"定义为阳，而"内守的、下降的、凝聚的、寒冷的……"定义为阴。这会让初学中医的人陷入迷茫。

> 下面是几个著名的有关阴阳的推论，更可见"部位"之内外而非上下的含义：
>
> 阳注于阴，阴满之外，阴阳匀平，以充其形，九候若一，命日平人。
>
> ——《素问·调经论篇第六十二》
>
> 阳胜则身热，腠理闭，喘粗，为之俛仰，汗不出而热……阴胜则身寒，汗出，身常清，数栗而寒……此阴阳更胜之变，"病"之形能也。
>
> ——《素问·阴阳应象大论篇第五》
>
> 阴在内，阳之守也；阳在外，阴之使也。
>
> ——《素问·阴阳应象大论篇第五》
>
> 岐伯曰：外者为阳，内者为阴。
>
> ——《素问·阴阳离合论篇第六》
>
> 阴者，藏精而起亟也；阳者，卫外而为固也。
>
> ——《素问·生气通天论篇第三》
>
> 夫阴与阳，皆有俞会，阳注于阴，阴满之外。
>
> ——《素问·调经论篇第六十二》

在刘宝义著《明于阴阳》中列举了诸多佐证：

许多情况下是没有"好"和"坏"的属性的，如南和北、左和右、饥和饱、胖和瘦，只要规定了一方为阳，对立的另一方就是阴。

　　这是一种"哲学"观，"明哲保身"，明白哲学的道理才能保身，并不是懂科学才能保身。科学并不等于真理，而哲学一定会比科学距离真理更近一步。因为科学的问题最终会上升到哲学的高度。

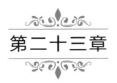

第二十三章

阴平阳秘

导　语

　　讨论阴阳，最终还是要落实到治病上。

　　现代人普遍存在的一种现象就是入多出少，能量失衡。摄入太多营养，无处释放，导致不停地出汗、乏力。如同一个皮球，用针扎了一个小眼，不断漏气，最终皮球软软的，弹不起来，也就没有精神。

　　如何解决这个问题呢？这就要用到"阴平阳秘"的理论了。

　　任何一个化学分子式，其中的阴阳离子一定是相等的。人体更像是一个巨无霸化学分子，由阴阳两种离子组成，两种离子的数量永远是相等的。正常的人体相当于 NaCl，阴离子和阳离子的强度相等，是一种中性的盐，非常稳定。但阴阳两种离子的强度可能会不一样，表现出酸或碱的偏性，严重的会导致酸碱平衡紊乱。

这个巨无霸分子随时都与外界进行能量的交换，不管交换量多少，只要出入平衡，就是健康的表现。摄入能量的过程是阳，消耗能量的过程是阴，也就是"入为阳，出为阴"。能量的消耗总是随着摄入量的多少进行调节，并且慢了半拍，并不是同步的，故"阳生阴长，阳杀阴藏"。这里的"出、入"更多的是指一种"互相较劲"的力量。

可以把人体比作一个口袋，里面装的东西是阴，袋子是阳，装的东西很多，但袋子结实，口扎得紧，这就是阴阳平衡，是健康的。口袋里的东西不多，袋子也不需要太结实，出入平衡，也是健康的。

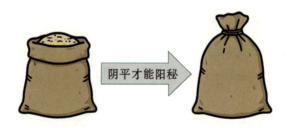

阴平才能阳秘

如果口袋里装的东西太满了，阴太盛了，则扎不紧口，就不断在漏，易出汗。如果应用"桂枝汤"泄掉一些，"阴平"了，则"阳秘"，就能扎紧口，人就不再出汗了。所以说"桂枝汤"是调节营卫的。

"营气"可以理解为营养物质，待在军营里的部分，行于脉中，属阴。你就想象成血管里的白蛋白就行；而"卫气"，就是保卫的意思，把这些物质守卫好，属阳，行于脉外。可以想象成血管壁，既能保证血压，又不会有渗漏。

所以，口袋里的粮食装得太满了，漏出来就是"营气"泄漏；扎紧口，守护住，就是"卫气"。也可以用"承气汤"，是由大黄、朴硝、枳实、厚朴组成，显然是以泻法为主，也体现了"阴平阳秘"的道理。其实用麻仁丸也有类似功效。

按照前面讲的"人迎寸口"的方法，这种人的右脉是明显大的。古代一般是达官贵人有这种脉象，现在营养过剩的年代，大多数人都达到了古代达官贵人的生活水准，需要"阴平阳秘"的人太多了。

"未满而知约之以为工，不可以为天下师"。（见《禁服篇》）

网上的解释五花八门，有的很搞笑。其实这是说了"阴平阳秘"的另一个极端，袋子不扎口，不停地漏，固然不对，但袋子还没有装满，就扎上口（"约之"），这样的人只能算是工匠，不能算是老师。

导致我们体内阴液"兜不住"的另一个原因与我们大部分人吃很多东西都去"皮"有关。

植物或中药的"皮"，其实是起着"卫气"的作用。

中药常用姜做药引子。干姜不会导致发散，"守而不走"；而生姜则是"走而不守"，容易发散，因为其中的一些新鲜、促生发的物质还没有氧化掉。生姜有时需要带皮，有时去皮。带皮的生姜在发散的时候不容易出汗，而去皮的生姜则易出汗。

"浮小麦"也是一味中药，即不成熟的干瘪的小麦，放在水中，容易浮在水面上。在旁人看来，这只是一层小麦皮，一般会捞出来扔掉。但是这种小麦皮却具有固表敛汗的作用，是中医"取类比象"理论的一个实例。看似不起眼的"小麦皮"，也具有很大的作用。

这是古人观察所见，即使是事实，也往往会被西医嗤之以鼻。如果是西医"科学"的思维，那一定要在生姜或者小麦皮里找到某种物质，注射到小鼠体内，果然出汗少了，这样才符合"科学道理"，才会被认可。

我们现在贪图口感、外观，只喜欢吃精面粉，把具有敛汗作用的麸皮去掉了，人体就容易出汗，漏精。其他的山药、地瓜、苹果也就应该带皮吃，谁见过猴子吃苹果要优雅地削掉皮了？只有人才会这么"聪明"。

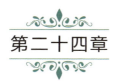

第二十四章

阴阳的比喻

阴阳的道理没有那么高深复杂，通过一把水壶、一盏油灯，大体上就会弄清楚了。

也可以把人体比喻成一个水壶，内部水的温度和水量代表阴，而水壶壁的厚度则代表阳。厚而大的水壶壁代表阳盛，不容易散热，温度高，蕴含的能量多；水壶壁太薄，则散热多，表示阳虚，存不住能量。

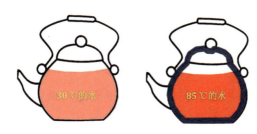

阳气旺的人，手脚皮肤温度并不很热，小孩子阳气旺，表现就是皮肤凉丝丝的。宝贵的热量藏在体内了，

只有活动后，该散的时候才散。保温杯外面摸上去是凉凉的。有的人总是手脚温暖，甚至汗滋滋的，哪有那么多的能量散？

人生来就有差异的，先天之本有多有少。这种先天之气即"元气"，也称为"炁"，花完了就没有了。有的人先天元气不多，但省着花，也能长寿；如果是"败家子"，再大的家产，也很快会败掉。现在好多人"以酒为浆，以妄为常"，花天酒地，实际上是在大肆挥霍自己的先天之气。这种先天的"元炁"，相当于西医上说的"端粒酶"，细胞分裂一次就会少一块，消耗完了，人也就没了，所以与人的寿命长短相关。

生命就像是一盏灯，加的油就是"精"，分为先天之精，与后天之精；能不能点燃产生动力，取决于一个人的"气"，又分为"先天的元炁"，和"后天的元氣"，先天的就那么多，后天的则可通过五谷补充；发出的火焰就是一个人的"神"。这就是中医的"精气神"理论。

曾经在一篇报道模范人物的文章中看到，形容一个人工作热情很高，说到"生命之火，熊熊燃烧"。人体也确实就像是一盏灯，如果燃料很充足，火苗大点也没有问题。如果燃料不多，就省着点用，一样能维持很长的时间。所以我们看到一些病殃殃的人，无欲无求，一样能高寿。

如果油料不多，还要保持大的火苗，就是"阴虚阳亢"了，越虚越用力够，"越虚越搂不住火"，明显是一个透支的过程。

"阴虚阳亢"的现象很多见，一穗不成熟的稻谷往往昂着头，而成熟的稻穗就沉甸甸的，低垂着头；没有装满货物的船，在风浪中容易摇摆；同样，气虚的人才会沉不住气，或通过穿着暴露引起别人的注意，就像越没有钱的人，越不希望别人知道自己没有钱。

如果用油灯举例，下面这两种情况就算健康：油不多，火苗就小点；油料足，火苗就大点。

油不多，但火苗小。挣的少，花的也少，病歪歪，但是"歪脖子树不倒"，一样长寿。

油料充足，火苗大。挣的多，花的也多。熊熊燃烧要有资本。平衡就是健康。

这两种情况就是病态了：

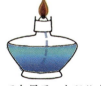

油多，不舍得用，太阴状态，攒得太多，也不舒服。

油不多了，还想火苗大。阴虚阳亢，过把瘾就死的类型。

这是当前的常见态，火得太快的人，消失得也快。"越早发出光芒的新星，越早地陨灭"。百米速度跑马拉松，很快就没有劲了。所以不要让孩子早早地成为"童星"，很容易就成了"伤仲永"。每次看到小孩子上电视，就仿佛看到背后有一群急功近利的家长。

　　拿地球比做人体，地球随时会与宇宙保持能量的交换，接收太阳的能量，再向太空散失，保持着平衡。亿万年来，地球的这种能量交换是极有规律的，形成了春、夏、秋、冬的季节交替。石油和煤是黑色的，相当于地球的肾精，我们现在不加节制地挖出来，相当于透支地球的肾精，打破了平衡，导致了整个世界虚火上扬，烦躁不安；不仅是气候异常发飙，人和动物的脾气也在增大，狗伤人的事件，占座导致的争吵每天都在上演，这也是一种"天人相应"吧。

　　并且石油和煤炭对气候起一个稳定的作用，相当于轮船压舱底的重物，轮船的重心不在底部，行驶起来就不稳。地球内部的石油和煤炭少了，也会失去某种牵制，带来一些极端的气候事件。这有可能是地球变暖、灾害气候事件增多的中医观点吧。

　　另外，目前地球上石油的形成仍然是个谜，以前的生物化石学说根本就经不起推敲。当年曾预计石油最多能开采五十年，可是到现在为止，还在源源不断地产生，并没有减少。

不妨根据"天人合一"的思想,推测一下石油的成因。石油相当于地球的肾精,那就相当于地球的"精液",正值青壮年的地球,当然就会源源不断地产生。等着地球衰老了,或者荒淫无度,过度透支,到那时,地球可就真的没有石油了。实际上,我们现在正帮着地球做这件事。

一家之言,姑妄言之,姑妄听之。

第二十五章

如何提升阳气？

导 语 --

阳气旺的人，能量丢失的少，就会显得精充气足，是健康的表现。那么如何提升阳气呢？

还是先从冬泳说起吧！

冬泳的人一般都是海豹体型的人，皮下脂肪较厚，在水里能抵挡寒气的入侵，通过收紧皮肤，提升阳气。

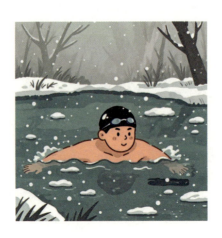

当看到电视上的冬泳的人出来现身说法的时候，你应该想想，自己的体质是不是也适合冬泳？

较瘦的人，以及练健美的人，皮下脂肪层很薄，平时一阵凉风就能透入骨髓，这种人到了冷水里，真的是难以想象。但是有的人毅力坚强，有智无慧，想到电视上宣传的冬泳的诸多好处，咬牙坚持，过后就会落下一身的病。记者从来不会去采访因冬泳落下病的人，因为没有报道价值。

胖人冬泳，把皮收紧了，加强了保温的功能，内脏的温度会更高，也就更健康，就像保温杯一样，外面越凉，里面的水越保温。

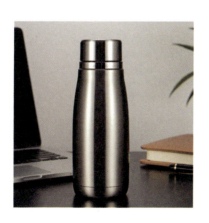

瘦子或皮下脂肪少的"肌肉男"，没有保温层，很容易"冻透"了，这种人相当于"纸杯子"，会让寒气直达筋骨，肌腱受寒就会挛缩，结果就是"挛痹"，这是多

数风湿性关节炎的重要致病原因。并且,"脏寒生满病",小肠温度上不去,带来的疾病数不胜数。

有的人确实冬泳后不再感冒了,这可能是没有能力感冒了。

即使是"纺锤"体型的胖子,下到凉水里游一会儿,也应该尽快上岸,不能时间太久,只要把皮收紧了就行,时间长了,寒气透进去,就不划算了。早上起来,做一下耐寒锻炼,起一身鸡皮疙瘩,收紧一下皮肤,也是一样的道理,这样出门不容易感冒。

所以,千万别"冻透"了,"冻而不透"是冬泳的要点。参考这个标准,看看自己适合冬泳吗?

为什么说收紧皮肤,就是养阳呢?

千万别把问题想得那么复杂。人体就是一个皮囊,一定要出入平衡。入得多,出得少,就会绷得紧,就像充满气的篮球,精充气足,一蹦老高;如果是出得多,入得少,就是泄了气的皮球,软不拉塌,无精打采。

如果一个人老是出汗,身上热乎乎的,这些散失的可都是宝贵的能量,是你辛辛苦苦产生的。如果能及时补充还行,否则,一个人哪有那么多的能量散失?这个散失能量的过程,就是阴盛的状态。老年人阳气弱,就容易出汗。

如果一个人皮肤干干爽爽的,一摸凉凉的,积攒的能量尽量别浪费，这就是阳盛的状态。小孩子阳气旺，一般就是这个状态。

所以，能量在体内越来越多，就是阳气旺；如果能量越散越少，就是阴气旺，阳气虚。即"入则为阳，出则为阴"。

阴也代表着体内的"积蓄"，阳气旺了，阴也会多起来，所以，养阳，最终的目的还是养阴。

"阳中之阳，天仙赐号，阴中之阴，下鬼持名。"

"留一份阳气，多一份生机。"

古人的这些说法，都说明了加强阳气的作用。但如果把"阳"的概念弄反了，那就会一错再错了。

例如：认为"春夏养阳"的人，就会努力营造春夏的状态，加强活动，吃辛辣食物，把出汗当成是排毒，即便冬天也要每天跑五公里，这些过程其实都是"散"失能量的过程，是在"养阴"而已。

而真正会养阳者，如道士，即使在冬天的清晨，也会衣着单薄，来到山上，静坐，站桩，打打太极，决不会跑出一身汗来的。这时周身凉凉的，把阳气都收到了体内，满够一天消耗的。

我们不是道士，不方便上山怎么办？在家里也可以仿此实施。晨起用湿毛巾把躯干四肢擦一遍，自然晾干，起一身鸡皮疙瘩，皮肤收紧，把阳气包裹起来。想想馒头皮的形成过程就可以了。这样的状态出门，即使穿得很少，也不容易感冒。但感染新冠后的一段时间内，千万别这么做，很容易加重病情。

有的人早上起来，把身体裹得严严的，一摸身上热热的，汗毛孔处在开放状态，这种状态最容易感冒。

所以，养阳就是把皮肤收紧，收入大于支出，谁还希望坐吃山空？积蓄多了，阴也会多起来，即"阳生阴长，阳杀阴藏"。

第二十六章

一株麦子论阴阳

导　语

　　通过一株麦子的生长环境，可以知道适应天地阴阳的重要性。我们不比老天爷聪明，老实听话，顺应自然，才是正道。

　　现在的不孕不育现象越来越多，也是阴阳不调的后果。通过端详这株麦子的成长过程，一定会有所感悟。

　　一株冬小麦，在冬天里经受严寒，专心闭藏，来年在春天里开始萌动，到了夏季，经过芒种前后的高温天的历练，才能成熟，孕育出饱满的麦粒。

　　所以老百姓讲"瑞雪兆丰年"，如果是遇上了暖冬，破了闭藏的阳气，或者在收获季节，遇上连阴雨天，收成就会受影响。

　　一个人也是如此，冬天里该冷的时候，一定要冷，减少活动，不要出汗，减少阴液的丢失；而在夏天的三伏天里，"无厌于日"，多接触太阳，尽情地锻炼，这时候少睡觉、多出汗，并不觉得难受。

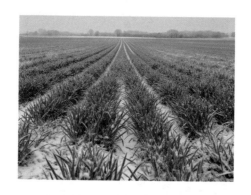

三伏贴的原理就是帮助人们在一年中最热的时候，尽量发散出汗，其成分都是辛温发散的药物，需要和着姜汁用。其实在三伏天里多锻炼出汗，是一样的道理。

冬三月

"冬三月，此谓闭藏，水冰地坼，无扰乎阳……无泄皮肤，使气亟夺……逆之则伤肾，春为痿厥，奉生者少。"

——《黄帝内经》

冬天如果散失精气太多，春天就没有生发的劲了。所以《内经》中亦提到"冬不藏精，春必病瘟"，春天里就容易患病毒性感染。所以现在有的人不分春夏秋冬都坚持一个节奏进行锻炼，每天早上都要跑出一身汗来，是逆于阴阳的行为。学生们不管夏天还是冬天，早上都要在操场上跑五圈，也是不对的，最好根据季节做调整，立秋后每半个月减一圈，立冬时就不要跑了。

北方的人们，应该感到庆幸有个冬天，可以有闭藏的机会，养一下精气，所以北方的人肾精足，吃肉喝奶，能化得动。南方人没有冬天，则需要经常煲汤，补充丢失的阴液。

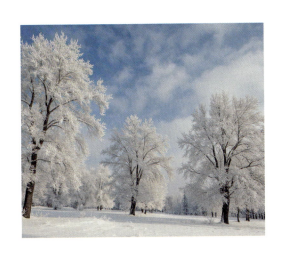

夏三月

"夏三月，此谓蕃秀。天地气交，万物华实。夜卧早起，无厌于日……逆之则伤心，秋为痎疟，奉收者少，冬至重病。"

夏天如果不把汗出透，整天在空调房间里，吃着冷饮，就会"秋为痎疟""冬至重病"。故有"冬病夏治"之说。植物种子的成熟离不开阳光，人的精子、卵子的成熟也需要阳光的普照。但是现在许多人整天待在写字楼里，偶尔出门还要打着遮阳伞，抹着防晒霜，实在不应该。

天地本来就是一个阴阳平衡体

"极热之地必产极寒之物，极寒之地必产极热之物"。南方的大米就属寒性，有人吃了就胃酸；北方的冬小麦就属热性，青稞则更热。即使北方的大米也比南方的蛋白含量高，热量多，更不用说东北的野山参了，这就是自然界中的阴阳平衡，互相对抗。风水学里也说，极阴之地必有极阳之物。在夏天酷热的沙地里成熟的西瓜，就具有了这种对抗酷热的能力，人吃了就能解暑，有西瓜味，这和大棚西瓜完全不一样。

所以，你想让自己像冬小麦一样呈热性，那就给自己创造一个寒冷、收敛的环境；如果想同南方的大米一样呈寒性，则找一下温暖的地方散一下。

既然一株麦子的成熟离不开严寒和酷暑，我们就没有必要追求冬天不冷、夏天不热的环境，这会白白浪费了冬天闭藏的好时机，也就少了对抗自然的阳刚之气。冷热交替，阴阳更迭，节奏有了，人才健康。现在有的高档小区宣传能保证一年365天室内恒温、恒湿，以此作为卖点，这只能让人更加退化。

不仅是该冷的时候要体验严寒，该热的时候要享受酷暑，落实到人体，还要表现在该热的部位要热，该冷的部位要冷。

男性一般身上热乎乎的，是阳性体质，但阴囊处一定要凉，谓之"阳中有阴"。不仅是人类，动物也是如此。女性是阴性体质，但小腹一定要热，谓之"阴中有阳"。小腹的温度低了就会患上某些妇科病，甚至宫寒不孕。

不管是"阳中有阴"还是"阴中有阳"，都会形成一种势能差，这种势能差越大，一个人就会越健康。如同一株麦子，冬天越冷，夏天越热，结出的麦粒就越蕴藏着天地之气，吃起来就越香。

这种势能差也促成了精子由冷向热的移动。现在的男性的紧身裤让该冷的地方没有冷下来，女性的露脐装让女性的小腹温度上不去，也就形不成这种势能差，这很可能是不孕不育的原因之一。

不仅是紧身裤，婴幼儿的纸尿裤也很让人担心，在婴儿时间，一直这样包着，不利于生殖系统的发育，至少是不符合自然之道，只是少有人关注。以前的孩子都是穿开裆裤，即使冬天也是如此，一摸屁股凉凉的，却是健康、阳气旺的表现，这样的孩子长大后也是健康的。

现在人群中不孕不育的发病率逐年增多，他们到处求医，花费巨大。不妨学习一株麦子：

该冷的时候要冷，该热的时候要热；

该冷的部位要冷，该热的部位要热。

有些病并没有想象的那么复杂。

第二十七章

六经辨证与阴阳

导 语 ···

《伤寒论》中的六经辨证，其实就是在阴阳的基础上拓展的。如同先把人分成男、女，再分老、中、青。古人是先分阴阳，再分少阳、阳明、太阳、厥阴、少阴、太阴。

天地四时也是按照这个路子来的。

人虽然没有地球那样亘古不变的生活规律，但根据摄入和消耗的多少，也会出现类似于春、夏、秋、冬的不同状态，这就是太阳病症、太阴病症、少阴病症、少阳病症。如果再加上两个转换点，"厥阴"和"阳明"，就是"六经辨证"系统。这也是张仲景《伤寒杂病论》的理论体系。

这是大地的六种状态：

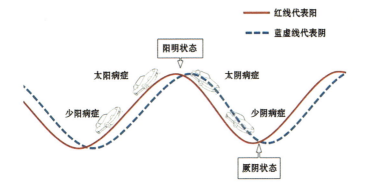

另一种表示法（地气的阴阳消长）：

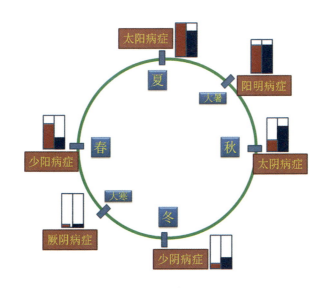

"人法地，地法天"，人体的状态是受大地状态的影响，大地的状态是太阳决定的。人体也有这六种状态，但并非是同步的。只是借地球的六种状态，说明人体的六种病态。

春天生发，对应少阳状态

少阳脉，对应春天。冬去春来，太阳向地面照射的热量增多，带动着地气上升，生机萌动。在地表的能量（阴）快要耗尽的时候，随着吸收的太阳的能量（阳）的增多，地表温度逐渐上升。"阳生阴长"，阴总是跟着阳的消长而变化，但是要落后半拍。

落实到人体，就是养了一冬天的精力，现在开始要有所作为了。这时培养的是发散的能力，按理说是加强"阴盛"的能力（后面再讲）。如果一直处在少阳脉的状态，"少阳之为病，口苦咽干目眩"。缺少推动力，发散不动，则用小柴胡汤补之，不可用泻法。

夏天热烈，对应太阳脉症

太阳脉症的时候，人体表现为阴阳俱盛，地气是阳胜过阴。

这时大地的接收太阳的热量和散发的热量都很多，但接收的多于散失的。落实到人体就是摄入的多，消耗的也多，终究还是积攒下的多于散失的，表现为湿气重，日渐臃肿；此时治疗则以麻黄汤、葛根汤泻之。不可以再补。

夏天的气血分布在体表，脾胃是虚寒的，同阳明脉状态，是"胃中寒"，所以夏天要吃容易消化的五谷粮食，以及暖胃的姜，而不是海鲜、啤酒，更不是雪糕、冷饮。

秋天收获的季节，对应太阴状态

太阴脉症，则表现为阴阳俱盛，阴胜过阳，对应一年中的秋天，此时地球接收到的太阳的热量和散失的热量都很多，但散失的要大于得到的，逐渐出现秋高气爽的感觉。

落实到人体就是吃的多，消耗的也多，但消耗的能量大于摄入的能量，人体表现为不断地出汗，"太阴之为病，腹满而吐，食不下，自利益甚，时腹自痛"，表现为阴盛，"盛则泻之"，这时就需要天下第一方——桂枝汤，其中的桂枝也就是桂花树的嫩枝，芳香味甚，主辛温发散，而赤芍主泻下，但泻过以后就会身体轻爽，有的资料认为桂枝汤是温补法，有待商榷。太阴病亦可应用承气汤、麻仁丸，亦是同样的道理。

当下营养过剩的年代，这种人居多。

冬天阴阳俱弱，对应少阴状态

少阴脉症，表现的是阴阳俱衰，但阳更衰弱，对应冬天大地的状态。随着阳光入射量的减少（阳），地表的能量也所剩无几（阴），"阳杀阴藏"。但阴少阳更少，谓之"少阴"。

落实到人体就是摄入的少，但依靠存留的能量还能维持轻度的体力活动。"少阴之为病，脉微细，但欲寐也"。此时的治法一定要补，不可泻，代表方是四逆汤。

厥阴和阳明

还有极寒极热的两个转折点，相当于大寒和大暑，对应着厥阴和阳明。

春天蠢蠢欲动，夏天热烈实施，秋天再开始进补，冬天养精蓄锐。秋千一般，轮回不止。

如果随着四季的变化，人体的六种状态轮流出现，就是健康人。但如果冬天出现了夏天的脉，就是病态了。

如果一棵苦菜，冬天里把营养储存在根茎里，肥肥的，待到春天发芽，开花，这是一个散发的过程，出大于入，是"阴盛"的过程。这和春天大地温度上升的"阳盛"状态是相反的。

人体也一样，春天可以制定各种计划，夏天尽情地实施。这个过程对于身体来讲，汗毛孔是开放的，消耗大于合成，体重下降。阴胜过阳，表现为"阴盛"。

秋天则天气转凉，皮肤收紧，收获成果，胃口变好，开始"贴秋膘"，储存体内，阳胜过阴，是"阳盛"的过程，所以秋天才是真正的养阳。故《中藏经》讲"秋首养阳"，并非《内经》所提到的"春夏养阳，秋冬养阴"。

所以，"春生夏长，秋收冬藏"，并不对应"阳生阴长，阳杀阴藏"。反而秋天是"阳生阴长"的过程。

中医其实就是哲学，折来折去，带拐弯的。一根筋的人，学不了中医。春夏秋冬，生长壮老，这个轮回无处不在。世上的万事万物，都难逃其魔咒。

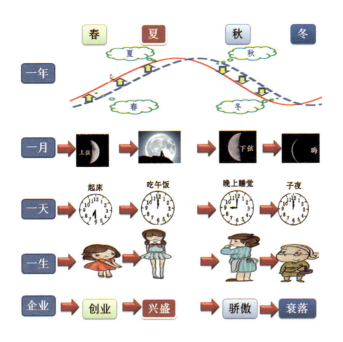

第二十八章

总　结

导语

我们谈论阴阳，目的就是正确地顺从阴阳，而不是逆于阴阳。认可阴阳的理念，明确阴阳的概念，不仅是学习中医的前提，也是一种生活的哲学。

地球亿万年来的保持不变的节奏转动，春夏秋冬规律交替，这是健康的表现。人体如果跟着天地的节奏走，就不会生病。

但是现在的人们往往背离自然之道，冬天做夏天的事情，跑步、吃火锅、洗桑拿；夏天做冬天的事情，吹空调、吃冷饮。尤其是现在的社会食物充足，人们吃得多，体力活又少，一不小心体内积攒的阴寒的物质太多，相当于太阴脉的状态，这种情况下，应用桂枝汤就会有效，看来桂枝汤仍然扮演着天下第一经方的角色。

人类既然选择了地球，就应该适应地球的规则。地球表面 70% 是水，人体内 70% 也是水；地球上有四季轮回，人体也会有四种状态，即"天人合一"。如果人生活在只有三个季节的星球上，人体自然会与那个星球的状态相对应，仅有三种状态。

现在有的人在夏天里，离开了空调就不能生存，好像已经早早地"变异"了，或者相当于被这个地球"开除"了（也或者是地球变了）。

秋天相当于一天中的傍晚，人也该歇歇了，活动渐趋减少。

有的人很有毅力，一年到头，坚持不懈地锻炼，每天都要数公里，其实春天、夏天可以这样，但到了秋天，就要减少活动量，到了立冬，学学动物的"猫冬"就行了。

学校里的跑操也应该这样，秋分后每两周减一圈，立冬的时候，就要停下来，这才是顺应着天地的节奏，人活得也舒服。想想冬天跑出一身汗来，是很不舒服的，而夏天出点汗并不难受。

不仅是时间上的顺应，还有空间上的顺应，即也要适应地域的变化。热带植物只有在赤道附近才能健康生长，北极熊在寒冷的北极才感觉舒服，冬小麦就应该经历严冬的考验。看到冬小麦在雪地里可怜，就放在大棚里，反倒会害了它。

有人从南方来到了北方，还习惯吃以前的辣椒、香料，结果因为皮肤闭藏，散发不动，结果经常上火，甚至性情大变，家庭不和。

阴阳是天地间最为基本的一种关系，没有这种"顶牛"的状态，世间万物就难以支撑。

落实到人体，阴阳就是一种内外的关系：所有向里的，守得紧的就是阳；而向外的，散失的就是阴。只要出入平衡，人就是健康的。人体的阴阳，和自然的阴阳同频共振，是养生的最高境界。

"盛时当作衰时想，上场当念下场时"（曾国藩语），生活的乐趣就体现在阴阳的起伏之中。我们不能只喜欢胜利，不喜欢失败，其实胜利的喜悦，正是失败换来的。第一名离不开第二名、第三名的衬托，即"有无相生，难易相成，长短相形……"

认可阴阳的理念，明确阴阳的概念，不仅是学习中医的前提，也是一种生活的哲学。